Jörg M. Fegert

Anerkennung psychischer Traumafolgen

Eine Spurensuche
inspiriert von der
Sankt-Michaelsfigur
im Ulmer Münster

Mit einem Geleitwort
von Christine Bergmann

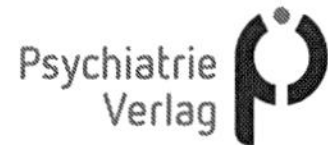

Meinen Eltern Gerda und Hans Fegert, die mir so viel Gutes getan haben, möchte ich dieses Bändchen widmen. Sie haben mir ans Herz gelegt, dass es richtig ist, gerade wenn es einem gut geht, anderen zu helfen.

Jörg M. Fegert

Anerkennung psychischer Traumafolgen

Eine Spurensuche
inspiriert von der
Sankt-Michaelsfigur
im Ulmer Münster

Mit einem Geleitwort
von Christine Bergmann

Zur Sache: Psychiatrie

Jörg M. Fegert
Anerkennung psychischer Traumafolgen
Eine Spurensuche inspiriert von der Sankt-Michaelsfigur
im Ulmer Münster
1. Auflage 2022
ISBN Print: 978-3-96605-185-9
ISBN eBook (PDF): 978-3-96605-186-6

Bibliografische Information der Deutschen Nationalbibliothek
Die Deutsche Nationalbibliothek verzeichnet diese Publikation
in der Deutschen Nationalbibliografie; detaillierte bibliografische
Daten sind im Internet über http://dnb.d-nb.de abrufbar.

Umschlagkonzeption: studio goe, Düsseldorf
Umschlaggestaltung: Isabel Stacheder, www.stachederundsander.de
Typografiekonzeption und Satz: Iga Bielejec, Nierstein
Druck und Bindung: SDL Buchdruck, Berlin

Geleitwort

Eine sechs Meter hohe Statue des Erzengels Michael wurde 1934 im Ulmer Münster aufgestellt zum Gedenken an die toten und die schwer geschädigten Soldaten des Ersten Weltkriegs. Die Geschichte um die bereits zum Zeitpunkt der Aufstellung umstrittene martialisch wirkende Heiligenfigur wurde für Jörg Fegert Ausgangspunkt zu einer Auseinandersetzung mit dem Umgang mit psychisch traumatisierten Menschen.

Im Rückblick auf die Historie des staatlichen Versorgungssystems für Kriegsgeschädigte schlägt Jörg Fegert den Bogen zur heutigen Situation psychisch traumatisierter Menschen. Psychische Störungen nicht als Folge traumatischer Ereignisse anzuerkennen und entsprechende Hilfeangebote zu machen hat fatale Konsequenzen, wie wir beim Umgang mit Menschen, die in ihrer Kindheit und Jugend sexuellen Missbrauch erlebt haben, sahen und sehen.

Jörg Fegert befasste sich schon früh mit dem lange tabuisierten sexuellen Missbrauch von Kindern und Jugendlichen und den daraus resultierenden oft lebenslangen Folgen. In die breite Öffentlichkeit gelangte das Thema erst 2010 durch die Aufdeckung der Missbrauchsfälle im Canisius-Kolleg Berlin und der Odenwaldschule, die durch das Sprechen Betroffener erst möglich wurde. Hierzu habe ich als Unabhängige Beauftragte der Bundesregierung zur Aufarbeitung des sexuellen Kindesmissbrauchs eine telefonische Anlaufstelle eingerichtet, um Betroffenen die Möglichkeit zu geben, über das in Kindheit und Jugend Erlebte zu reden.

Ihre Erfahrungen sollten gehört werden und ihre Botschaften in die Politik und Gesellschaft gelangen.

Tausende haben sich an den Telefonen gemeldet, viele schriftliche Berichte erreichten mich von Menschen, die vor Jahrzehnten sexualisierte Gewalt erfahren haben und noch immer unter den Folgen dieser Traumatisierung leiden, kein Gehör, keinen Glauben und keine Hilfe gefunden haben.

Die wissenschaftliche Begleitforschung übernahm Jörg Fegert. Es wurde eine sehr konstruktive und wunderbare Zusammenarbeit.

Eine erschütternde Erkenntnis war, wie sehr sich die Betroffenen stigmatisiert fühlten, unter Schuld- und Schamgefühlen litten, sich minderwertig vorkamen – noch Jahrzehnte nach dem Missbrauchsgeschehen.

In den letzten zehn Jahren sind zwar viele Fälle von sexualisierter Gewalt an Kindern und Jugendlichen an die Öffentlichkeit gelangt, doch nach wie vor ist es schwer, der Gesellschaft zu vermitteln, wie langanhaltend die Folgen dieses in sehr vielen Fällen fortgesetzten Traumas der sexualisierten Gewalt das Leben der Betroffenen beeinträchtigt.

Häufig bin ich gefragt worden, ob es denn wirklich möglich sein kann, dass Fünfzigjährige noch immer unter dem in der Kindheit erfahrenen sexuellen Missbrauch leiden – das sei doch schon so lange her.

Ich habe gelernt, dass es entscheidend für Betroffene ist, ob sie offen damit umgehen können, dass sie sexualisierte Gewalt erlebt haben, ohne als Opfer stigmatisiert und abgewertet zu werden. Bei den vertraulichen Anhörungen in der Unabhängigen Kommission zur Aufarbeitung sexuellen Kindesmissbrauchs erfahre ich, dass sie es nicht können, Nachteile, ja Stigmatisierung befürchten. »Meine Kolleginnen dürfen nicht erfahren, dass ich ein Heimkind war und dort auch Gewalt erlebt habe«, sagte mir eine weinende Frau nach einer öffentlichen Veranstaltung. Selbst im privaten Umfeld ist Sprechen oft schwer oder unmöglich. Bei vertraulichen Anhörungen hörte ich auch: »Meinem Partner kann ich das nicht erzählen« oder auch: »Er weiß nur, dass da was war, aber mehr kann ich ihm nicht sagen«.

Zu den vertraulichen Anhörungen bei der Unabhängigen Kommission kommen die Betroffenen, weil sie möchten, dass ihre Geschichte dazu beiträgt, die Gesellschaft für psychische Traumatisierungen zu sensibilisieren, das Wissen über die Missbrauch begünstigenden Faktoren zu vermehren und so damit beizutragen, dass Kinder in Zukunft besser geschützt werden. »Andere sollen nicht erleben, was ich erlebt habe«, das ist eine Motivation von Betroffenen, zu sprechen.

Ja, es gibt Betroffene, die den Mut haben, öffentlich zu sprechen, obwohl sie wissen, dass sie ein hohes Risiko eingehen, nicht mit allen ihren Kompetenzen wahrgenommen und auf den Missbrauch reduziert zu werden.

Betroffene berichten auch darüber, dass es im Umfeld des Missbrauchsgeschehens Menschen gab, die davon wussten und nicht eingeschritten sind, die zum Schutz der Familie oder Institution schwiegen, Spuren vertuscht und die Täter geschützt haben. Sie erwarten endlich die Anerkennung ihres Leids, des Unrechts und auch der Folgen. Sie erwarten die Aufdeckung von institutionellem Versagen und auch die Aufdeckung des Versagens einer Gesellschaft, die nicht wahrnehmen wollte, was nicht als seltene Ausnahme, sondern in beängstigendem Ausmaß vielen Kindern angetan wird.

Betroffene haben ein Recht auf Aufarbeitung. Sie warten seit Jahren darauf, dass nicht nur die Täter und Täterinnen benannt werden, sondern dass auch die Verantwortlichen für das Verschweigen und Vertuschen in Institutionen zur Verantwortung gezogen werden.

Institutionen tun sich mit der Aufarbeitung schwer; die eigenen Strukturen zu benennen, die sexualisierte Gewalt begünstigen, ist manchen bis heute nicht möglich. Gelungene Aufarbeitungsprozesse sind noch sehr selten. Der Widerstand ist groß, Verantwortung für die Vergangenheit zu übernehmen, das eigene Versagen offenzulegen, die Ursachen zu benennen und sich endlich um die vielen Menschen zu kümmern, die sexuellen Missbrauch erlebt haben. Aber nur dann können Maßnahmen ergriffen werden, die sexualisierter Gewalt vorbeugen.

Im Blickpunkt stehen vor allem die Kirchen, insbesondere die katholische Kirche. Mehr als zehn Jahre vergingen nach dem Missbrauchsskandal, bis der Unabhängige Beauftragte mit der Bischofskonferenz eine gemeinsame Erklärung zur Aufarbeitung sexuellen Missbrauchs abschließen konnte. Unabhängige Aufarbeitungskommissionen sollen unter Beteiligung Betroffener in den Diözesen eingerichtet werden. Noch haben längst nicht alle Diözesen eine unabhängige Kommission eingerichtet. Probleme gibt es reichlich, entsprechend groß ist die Enttäuschung bei den Betroffenen, die sich fragen, ob der ernsthafte Wille zur Aufarbeitung wirklich da ist oder ob nicht Wege der staatlichen Kontrolle beschritten werden müssen.

Die kritische Nachfrage betrifft auch die evangelische Kirche. Eine gemeinsame Erklärung, die Kriterien für eine unabhängige Aufklärung in den Landeskirchen festlegt, ist noch in Arbeit. Für die Akzeptanz des Aufarbeitungsprozesses ist die Einbeziehung der Betroffenen entscheidend. Sie sind die Expertinnen und Experten und müssen als solche auch gesehen werden. Die Aussetzung des Betroffenenbeirats bei der evangelischen Kirche hat daher viel Zweifel an dem Willen zur Aufklärung bei den Betroffenen geweckt.

Für Klaus Mertes, der als Rektor des Canisius-Kollegs die Aufdeckung der dortigen Missbrauchsfälle ermöglichte, ist das wichtigste Ziel kirchlicher Aufarbeitung, nach Gerechtigkeit für Betroffene und Opfer zu streben. Aber kann es überhaupt Gerechtigkeit geben nach sexuellem Missbrauch? Die Betroffenen verneinen das. Das Geschehene kann schließlich nicht ungeschehen gemacht werden. Sie erleben, dass strafrechtliche Ermittlungen nicht zur Bestrafung von Tätern oder Täterinnen führen, sei es aufgrund der Verjährungsfristen oder aufgrund der schwierigen Beweislage. Der zermürbende und oft aussichtslose Kampf um Entschädigungen oder um Therapien, der sie zu Bittstellern macht, ist eine weitere Stigmatisierungserfahrung. Aber Betroffene sprechen von einem Schritt zur Herstellung von Gerechtigkeit, wenn sie die Anerkennung ihres Leids erfahren und materielle Hilfen als einen Ausgleich für entgangene Lebenschancen und Therapien im benötigten Umfang erhalten.

Die Schwierigkeiten beim Ringen um Gerechtigkeit hat Jörg Fegert in diesem Buch eindrücklich beschrieben. Er fordert uns damit auf, sie zu überwinden, den politischen Willen zur Verbesserung der Hilfesysteme zu fassen und sich als Gesellschaft endlich um einen verständnisvollen Umgang mit den Betroffenen zu bemühen.

Vorwort

Seit vielen Jahren ist die sechs Meter hohe Michaelsfigur im Ulmer Münster wegen ihrer politischen Instrumentalisierung zum Zeitpunkt ihrer Aufstellung 1934 und wegen ihrer martialischen Wirkung umstritten. Es gab Stimmen im Kirchengemeinderat, die diese Figur unbedingt entfernen wollten, um sich von der Vorgeschichte des Militarismus zu distanzieren: Bilderstürmerei im Sinne einer inszenierten Tribunalisierung, um sich von der kollektiven Vergangenheit und der schon bei der Aufstellung umstrittenen Entscheidung demonstrativ zu distanzieren.[1] Schließlich wurde entschieden, die Figur zu belassen und an Sankt Michaelis jeweils einen Vortrag abzuhalten, der sich mit der Figur und ihrem Zweck auseinandersetzt, nämlich dem Totengedenken und dem Gedenken an die versehrten Soldaten des Ersten Weltkriegs.

Als Frau Prälatin Wulz und Herr Dekan Gohl mich fragten, ob ich 2021 bereit wäre, zum Michaelistag diesen Vortrag zu halten, war für mich klar, dass der Umgang mit psychisch traumatisierten Menschen mein Thema sein würde. Gerade angesichts der sechs Meter hohen 1934 aufge-

1 Auszug aus einer Mail des Künstlers Moritz Götze vom Tag meines Vortrags am 29.09.2021: »Ansonsten regt mich diese Thematik, Bürger zu verurteilen, die sich nicht mal mehr wehren können, auch sehr auf! Vor allem bei einem Künstler, der den Großteil seines Lebens mit den Nazis nichts zu tun hatte, auf die Art und Weise dürfte man fast gar keine DDR-Kunst mehr ausstellen, da ein großer Teil der DDR-Künstler in irgendeiner Form sich auf inhaltliche Themen des Systems eingelassen hat. Abgesehen davon muss man Künstler und Werk trennen! Außerdem ist Bilderstürmerei was Übles! Es ist zulässig während einer Revolution, wo es dazugehört, dass man sichtbar Tatsachen schaffen muss. Die unsägliche Bilderstürmerei führt letztendlich auch zu Ausstellungsverboten, wie man im Frankfurter Städel mit dem Bild vom ehemaligen ›Jungen Wilden‹ Jörg Herold ›Ziegelneger‹ gesehen hat.«

stellten umstrittenen Michaelsfigur im Münster mit Richtschwert und Banner wollte ich mich mit der Sehnsucht nach Gerechtigkeit, die diese Figur symbolisieren sollte, ebenso auseinandersetzen wie mit unserem Scheitern an gerechten und die Betroffenen respektierenden Verfahren der sozialen Anerkennung des Leids und der Opferentschädigung. Eingeladen als Präsident der Deutschen Traumastiftung und Co-Sprecher des Zentrums für Traumaforschung an der Universität Ulm wollte ich Traumatisierung, den Umgang mit körperlich versehrten Kriegsopfern und die Ausstoßung, ja sogar Krankentötung psychisch belasteter Kriegsopfer thematisieren.

Die Ulmer Traumaforschung hat sich das Motto »Good Life Despite Trauma« – ein gutes Leben trotz traumatischer Belastungen – gegeben, denn wir können, was geschehen ist, nicht ungeschehen machen, aber wir dürfen nicht wegsehen und müssen erlebtes Leid anerkennen. All unser Wirken muss darauf abzielen, Teilhabe, also Dazugehören in Gemeinde und Gesellschaft, zu ermöglichen. In der empirischen Forschung zur Traumatherapie und Traumabewältigung hat sich erwiesen, dass neben der Stabilisierung und Unterstützung der Teilhabe im Alltag die Auseinandersetzung mit dem, was geschehen ist, also ein Narrativ, eine Erzählung dessen, was geschehen ist, heilsam wirken.

In verschiedenen essayartigen Kapiteln werde ich versuchen, Elemente einer Geschichte der Sehnsüchte und Wünsche nach Gerechtigkeit und Anerkennung zu skizzieren, Aspekte wie die Hoffnung auf himmlischen Beistand im Streit, den Wunsch nach Wiederherstellung von Ehre in der Schlacht mit dem Beistand des deutschen Schutzheiligen Sankt Michael. Wichtig dabei sind mir nicht nur unterschiedliche Vorstellungen von Gerechtigkeit, sondern auch die belastenden Folgen des Prozeduralen im Umgang mit Entschädigungsansprüchen, sozusagen die mühsamen Wege auf dem Weg zum Recht und wie wenig diese mit der gewünschten umfassenden Gerechtigkeit und Anerkennung zu tun haben. Zentral dabei ist die generelle Infragestellung von Äußerungen Betroffener und die Stigmatisierung derjenigen, die unter psychischen Folgen leiden, als konstitutionell schwache Personen, die ohnehin Schwierigkeiten im Leben gehabt hätten, oder sogar als Simulanten, welche sich Befreiung aus einer belastenden Kriegssituation oder Entschädigung erschleichen möchten. Es geht mir also auch um die systematische Stigmatisierung Betroffener.

Nun bin ich weder Historiker und schon gar nicht Theologe, gleichwohl verlangte dieser Anlass eine andere Art der Auseinandersetzung, als dies sonst in der Wissenschaft und gerade in der Medizin üblich ist. Ein Text, der sich mit einer Figur und auch mit den Auseinandersetzungen im Kirchengemeinderat um dieses Denkmal befasst, muss sich auch auf diese Kirchengemeinde beziehen. Dennoch ist es kein lokaler Text oder die Auseinandersetzung mit einer lokalen Debatte, sondern die Wirkungsgeschichte dieser Figur und die Auseinandersetzung mit dieser Figur wird als Hintergrundfolie für die Debatte um die Sehnsucht verstanden, Verantwortung für Geschehenes dadurch loszuwerden, dass man sich demonstrativ von seiner Geschichte lossagt.

Ich bin nicht gläubig im landläufigen Sinn und die Auseinandersetzung mit der Figur des Erzengels erweckt bei mir nicht gleich Assoziationen. Ein Zugang bietet sich mir durch alte Illustrationen und künstlerische Darstellungen.[2] Meine Frau und ich gehen eigentlich in keine fremde Stadt, in keinen Landstrich in Europa, ohne die lokalen Kirchen zu besuchen, und es sind die künstlerischen Darstellungen oder die beeindruckende Architektur, hervorgebracht durch die Gläubigkeit der Vergangenheit, die uns beeindrucken. Mein gefühlter Platz in der Kirche ist, wenn überhaupt, auf der Orgelempore beim Chor, bei der Kirchenmusik. In diesem Umfeld habe ich durchaus Zugang zu Spirituellem, kenne und schätze viele liturgische Texte, die mich in ihrer uralten tradierten Reinheit direkt anrühren. Der geistliche Assoziationshorizont für meine Auseinandersetzung mit der Michaelsfigur war also notgedrungen über Kirchenmusik vermittelt.

Jedoch gibt es gar nicht so viele Musikstücke, die ich selbst mitgesungen habe und die ich erinnern konnte, in denen vom Erzengel Michael die Rede ist. Natürlich, das Offertorium im Requiem (heilige Messe für die Verstorbenen) mit der Textstelle »sed signifer sanctus Michael repraesentet eas in lucem sanctam«[3] und Bachs Kantaten zu Michaelis, drei an der Zahl und alle mit wunderbar rührenden Engelsmusiken und Engelsarien, die uns eine Vorstellung von der schwebenden Leichtigkeit der Engel geben. Prächtige Stücke, mit Attributen der Militärmusik und des höfischen Prunks mit Pauken und Trompeten, und überraschende Stücke wie der Eröffnungschor »Es erhub sich ein Streit« der Kantate BWV 19, der quasi aus dem Nichts, ohne Orchestervorspiel, beginnt.

2 Siehe etwa Maja Galle: Der Erzengel Michael in der deutschen Kunst des 19. Jahrhunderts (2002).

3 Und der Bannerträger, der heilige Michael, vertritt sie im heiligen Licht (eigene Übersetzung).

Diese Kantate enthält mehrere Stücke, die Bachs Vorstellung von der schwebenden Leichtigkeit der Legionen von Engeln, die Michael anführt, symbolisieren. So die Sopranarie »Gott schickt uns Mahanaim zu« oder die wunderbare Tenorarie »Bleibt, ihr Engel, bleibt bei mir«, wo der Wunsch des Behütetseins, der schützenden Begleitung, kommentiert wird von einer Trompete, die einen Choral spielt, und zwar nicht irgendeinen, sondern den Choral, den Bach auch im Schlusschor seiner Johannespassion verwendet hat: »Ach Herr, lass dein lieb Engelein«.

Wie Gedichte habe ich Textteile aus der Kantate, die im Jahr 1726 für die Leipziger Gottesdienstpraxis zu Sankt Michaelis – dem 29. September – komponiert und aufgeführt wurde, ähnlich wie Abbildungen zwischen die Texte eingestreut. Teile der Texte gehen auf ein Gedicht von Christian Friedrich Henrici (bekannt unter dem Pseudonym »Picander«) zurück, dem wichtigsten barocken Textdichter Johann Sebastian Bachs. Dessen »Sammlung erbaulicher Gedanken über und auf die gewöhnlichen Sonn- und Fest-Tage, in gebundener Schreib-Art entworffen« (Leipzig, 1725) enthielt auch die Textvorlage für diese von Bach ein Jahr später komponierte Kantate. Der Text kann natürlich nicht das bewirken, was die Musik auslösen könnte, aber vielleicht nehmen sich ja manche Lesende die Zeit und hören einmal in Mozarts Requiem hinein oder in eine der drei Kantaten, die Bach für Sankt Michaelis komponiert hat.

Am 29.09.2021 wurde im Ulmer Münster das alte Kirchenlied »Unüberwindlich starker Held Sankt Michael« auf meinen Wunsch hin von dem Tenor Andreas Weller gesungen, begleitet vom Münsterkantor Friedemann Wieland. So sollte die Figur zu Beginn auch akustisch im Raum vergegenwärtigt sein, denn für die im Münster Sitzenden befindet sich die sechs Meter hohe Engelsfigur in der Mitte, unter der Orgelempore, und ist eigentlich erst beim Verlassen des Kirchenraums zu sehen. Nach dem Vortrag erklang aus Bachs Michaelis-Kantate die Tenorarie »Bleibt, ihr Engel, bleibt bei mir«.

Mich hat bei meiner Auseinandersetzung mit der Historie unseres sozialen Entschädigungsrechts bewegt und berührt, wie positive Absichten, nach dem Ersten Weltkrieg versehrte Menschen wieder am Alltag teilhaben zu lassen, doch wenig gegen das Leid und den nicht gehörten Wunsch nach Anerkennung ausrichten konnten. Die besondere Diskriminierung der psychischen Traumatisierung bei der Anerkennung ihres Leids ist augenfällig. Vielleicht erleichtert der kopfschüttelnde Blick auf den historischen Umgang mit den psychisch traumatisierten Soldaten des Ersten Weltkriegs oder mit den Überlebenden aus den Konzentrationslagern auch ein Verständnis dafür, warum der heutige Rechtsweg mit der psychiatrischen Opferbegutachtung, die immer noch mit ihren Abwägungen zwischen Anlage und traumatischer Belastung in dieser Tradition steht, von vielen Betroffenen als erneuter Leidensweg wahrgenommen wird. Vielleicht lassen sich hier auch die Wurzeln erkennen, warum es der staatlichen Gemeinschaft und den Institutionen wie den Kirchen derzeit kaum gelingen mag, durch Verfahren einzelnen Betroffenen gerecht zu werden.

Der berechtigte Wunsch nach Anerkennung des Leids, ja nach Gerechtigkeit, ist umfassend und baut auf dem Wunsch auf, angenommen und ernst genommen zu werden. Die Begutachtung und die Verfahren sollen ausschließen, dass Leistungen zu Unrecht in Anspruch genommen werden, sie fordern detaillierte Belege darüber, was den Betroffenen widerfahren ist, und stellen dann quasi automatisch infrage, ob tatsächlich eine Kausalität zwischen dem heutigen Leiden und der damaligen Verletzung und Traumatisierung besteht.

Der Betroffenenrat des Unabhängigen Beauftragten sexueller Kindesmissbrauch hat zahlreiche fachpolitische Diskussionen begleitet oder selbst initiiert. Einzelne Mitglieder aus dem Betroffenenrat haben uns mit ihrer Erfahrungsexpertise in zahlreichen Forschungsprojekten unterstützt, und ich möchte zunächst allen Betroffenen für ihren Einsatz danken, denen, die sich gut hörbar artikulieren und sich für die Sache einsetzen können, genauso wie denen, die weniger Gehör finden.

2010 wäre es der ersten Unabhängigen Beauftragten für Fragen des sexuellen Kindesmissbrauchs der Bundesregierung, der ehemaligen Bundesfamilienministerin Dr. Christine Bergmann, nicht möglich gewesen, ihr politisches Mandat so effektiv wahrzunehmen, hätten nicht Tausende von Betroffenen uns im Rahmen der von Frau Bergmann eingerichteten Anlaufstelle ihre persönlichen Zeugnisse zur wissenschaftlichen Bearbeitung gegeben (vgl. Fegert et al. 2013; siehe auch Rassenhofer et al. 2021).

2010 war auch ein großer Einschnitt für mich, obwohl ich schon seit den 1980er Jahren zu sexualisierter Gewalt gegen Kinder und Jugendliche und den Kurz-, Mittel- und Langzeitfolgen der Traumatisierung klinisch und zunehmend auch wissenschaftlich gearbeitet habe. Die sich organisierenden Betroffenen am sogenannten Eckigen Tisch und

Pater Mertes, der Leiter des Canisius-Kollegs Berlin, haben damals zur rechten Zeit dafür gesorgt, dass das Thema nicht erneut verschwand, sondern eine bis dahin nicht denkbare Entwicklung ausgelöst. Klaus Mertes hat mich als Freund und »theologischer Nachhilfelehrer« auch unterstützt und ermutigt, aus der Stoffsammlung für meinen Vortrag im Ulmer Münster diesen Essayband zu machen und damit das sichere Terrain der wissenschaftlichen Veröffentlichung zu verlassen. Er war es auch, der mir mit der Einladung zu einem Essay in den »Stimmen der Zeit« (Fegert 2019a) Gelegenheit gab, meine Positionierung beim Thema »sexualisierte Gewalt in Institutionen« zu reflektieren, insbesondere in Bezug auf die Frage, wie wir aus der Wissenschaft Institutionen bei Veränderungen unterstützen können und wo wir dabei auch auf Grenzen stoßen, weil die Veränderung von innen kommen muss.

Die Themen, die mit frühen Kindheitsbelastungen und Traumatisierung verbunden sind, galten lange, wenn überhaupt, eher als soziale Themen und nicht als wissenschaftliche Fragestellungen. Leider waren es schreckliche Ereignisse wie 9/11 oder die Hurrikan-Katrina-Katastrophe in den USA oder die schreckliche Tat von Utøya in Norwegen, die dazu führten, dass der Traumaforschung nach der Jahrtausendwende zunehmend Beachtung geschenkt wurde. Es erfüllt mich mit Freude und Stolz, in Deutschland einen gewissen Beitrag dazu geleistet zu haben, aus einem wissenschaftlichen Randthema, ja einem »Schmuddelthema«, eine zentrale wissenschaftliche Fragestellung gemacht zu haben. Dass die interdisziplinären Bemühungen der Ulmer Traumaforscherinnen und -forscher, von der unfallchirurgischen

Versorgung bis hin zur Psychotherapie traumatisierter Kinder und Jugendlicher und Erwachsener, zunächst durch die Förderung des Ministeriums für Wissenschaft und Kunst Baden-Württemberg anerkannt wurden und dann auch durch eine spektakuläre, durch den Wissenschaftsrat begutachtete Hochschulbaumaßnahme für Multidimensionale Traumawissenschaften – dies macht deutlich, wie viel sich hier bewegt hat.

Zukünftige Generationen werden in Klinik und Forschung besser zu dieser Thematik ausgebildet sein, und wir hoffen, neue Erkenntnisse gewinnen zu können, die auch präventiv dazu beitragen, frühe Kindheitsbelastungen zu reduzieren oder durch Frühinterventionen wenigstens die Folgen solcher Belastungen abzumildern. Insofern ist der seit 2021 vom Wissenschaftsministerium Baden-Württemberg geförderte Kompetenzbereich »Prävention psychische Gesundheit« im Präventionsnetz Medizin Baden-Württemberg ein weiterer wichtiger Schritt im Hinblick auf die Information und Ausbildung der Unterstützungspersonen und Primärversorgenden in den Heilberufen. Zwanzig Jahre nach 9/11 und gut zehn Jahre nach dem sogenannten »Missbrauchsskandal« in Deutschland haben wir dieses Wissen über Belastungen nun zur Verfügung, da wir mit den Belastungen durch die Coronapandemie konfrontiert sind. Es ist wenig verwunderlich festzustellen, dass gerade die Personen und Familien, die ohnehin schon belastet waren, von den coronabedingten Einschränkungen besonders betroffen sind. Die soziale Isolation, gerade in den Lockdownphasen, hat noch einmal verdeutlicht, wie zentral für ein Zurechtkommen im Alltag die soziale Einbindung ist.

»Dazugehören« war das Motto des XXXV. Kongresses der Deutschen Gesellschaft für Kinder- und Jugendpsychiatrie, Psychosomatik und Psychotherapie unter meiner Präsidentschaft in Ulm. Dieses Motto, welches wir dank der Förderung der Baden-Württemberg-Stiftung auf diesem Kongress, späteren Veranstaltungen und dann durch die Förderung des Sozialministeriums Baden-Württemberg im Rahmen der Biopro-Initiative in konkrete Projekte übertragen konnten, ist nun auch der Name einer interdisziplinären Fachgesellschaft, in der es um die Bekämpfung der Stigmatisierung traumatisierter und psychisch belasteter Kinder, Jugendlicher und Erwachsener ebenso geht wie um die Förderung ihrer Teilhabe. »Dazugehören e. V.« erreicht über den »Dazugehören-Newsletter«[4] derzeit interdisziplinär ca. 6.000 Fachkräfte in Deutschland und im deutschsprachigen Ausland, um sie auf Fortbildungsangebote hinzuweisen und für die Folgen emotionaler Belastungen zu sensibilisieren.

Wissenschaftliche Lobbyarbeit und Förderung hat eine große Bedeutung für die Weiterentwicklung unserer Fachlichkeit. Die Krebshilfe hat das über viele Jahrzehnte eindrücklich bewiesen. Die Deutsche Traumastiftung und »Dazugehören e. V.« sind im Vergleich dazu Initiativen in ihren Kinderschuhen, die noch nicht die breite Bevölkerung erreicht haben. Gleichwohl genießt die Deutsche Traumastiftung, gerade in Ulm, Anerkennung und Förderung durch die Stadtgesellschaft und die Kommune. Insofern war es auch sinnvoll, diese Inhalte ins Ulmer Münster und in die Stadtgesellschaft zu tragen.

4 https://dazugehoeren.info/mod/folder/view.php?id=11

Die Erfolgsserie »Babylon Berlin«, die sich frei an die Romanvorlage von Volker Kutscher anlehnt, hat mit der Figur des Gereon Rath das Phänomen des »Flattermanns« einem heutigen Publikum bekannt gemacht. Er versucht, mit Morphium gegen die Folgen seiner Kriegstraumatisierung anzukämpfen, und begibt sich in Therapie mit Hypnose, um seine Zitteranfälle loszuwerden. Gerade angesichts der Tatsache, dass es noch bis 2024 dauern wird, bis der »Schockschaden«, der im Kontext des Ersten Weltkriegs zum ersten Mal beschrieben wurde, im deutschen Sozialrecht anerkannt wird, ist es wohl auch sinnvoll, diese durch eine Figur im Ulmer Münster ausgelöste Debatte um die rechtliche Anerkennung des Leids und um soziale Entschädigung einer breiteren Öffentlichkeit zugänglich zu machen.

Selbst die vorgezogenen Veränderungen, die heutigen Betroffenen Frühintervention und unmittelbare Hilfe garantieren sollen, wie der Anspruch auf Zugang zu qualifizierten Traumaambulanzen, werden viel zu zögerlich umgesetzt. 2021 haben Betroffenenvertreterinnen und -vertreter im Kontext der kirchlichen Aufarbeitungs- und Anerkennungsprozesse bei beiden großen Kirchen ihrer Enttäuschung Ausdruck verliehen und teilweise die Mitarbeit eingestellt. 2022 denkt nun auch die Politik wieder breiter darüber nach, ob man den Organisationen allein die Verantwortung für Aufarbeitungsprozesse überlassen kann.[5] Es scheint, als ob wir zehn Jahre nach dem sogenannten Missbrauchsskandal den richtigen Zeitpunkt für eine staatliche und transparen-

5 Vgl. Interview mit Lars Castellucci (SPD): »Das Böse steckt in uns allen«, Frankfurter Allgemeine Zeitung vom 31. Januar 2022, Nr. 25, S. 4, und den Artikel von Daniel Deckers, der das Interview führte, auf S. 1 derselben Ausgabe: »SPD will Kirche bei Missbrauch stärker in die Pflicht nehmen – ›staatliche Strukturen stärken‹«.

te Aufarbeitung verpasst hätten. Derzeit gibt es noch nicht einmal, wie von mir anlässlich des Hearnings der Kommission »Aufarbeitung« bei der Vorstellung ihres Leitfadens zu Aufarbeitungsprozessen in Institutionen[6] Anfang Dezember 2019 gefordert, ein Register aller Aufarbeitungsprojekte in Deutschland mit beteiligten Personen, Studienzielen etc. Damit fehlt für die einzelnen Betroffenen immer noch die staatlich anerkannte Hintergrundfolie, die deutlich macht, dass individuelles Leid systematisch in Kauf genommen wurde und dass die damit verbundenen individuellen Folgen generell mit hoher Wahrscheinlichkeit darauf zurückgeführt werden können. Wir verharren in einem administrativen Bemühen um Gründlichkeit bei der Abklärung von Ansprüchen im Einzelfall und scheitern deshalb nach wie vor daran, generell für Betroffene anerkennende oder sogar wohltuende Verfahren durchzuführen.

Der während der Druckvorbereitung des Buches durch die russische Aggression entbrannte Krieg in der Ukraine betont die Dringlichkeit der Auseinandersetzung mit Traumafolgen auf beiden Seiten auf ungeahnte Weise. Beim Verfassen dieses Textes war mir nicht bewusst, ja nicht vorstellbar, wie unmittelbar uns mitten in Europa wieder ein Krieg mit Toten und Verletzten bevorstand. Die aus der Distanz der Historie gewählten Beispiele in diesem Buch rücken plötzlich mit der Ukraine ganz nah. Auch in diesem Kontext wird die generelle Aufarbeitung und individuelle Anerkennung des erfahrenen Leids und Unrecht dringend erforderlich sein.

Jörg Michael Fegert, im Mai 2022

6 »Rechte und Pflichten: Aufarbeitungsprozesse in Institutionen – Empfehlungen zur Aufarbeitung sexuellen Missbrauchs«. www.aufarbeitungskommission.de/wp-content/uploads/Empfehlungen-Aufarbeitung-sexuellen-Kindesmissbauchs_Aufarbeitungskommission-2020.pdf (10.03.22).

Danksagung

Ganz herzlich bedanken möchte ich mich bei Frau Prof. Anita Ignatius, der somatischen Co-Sprecherin des Zentrums für Traumaforschung in Ulm, und allen Kolleginnen und Kollegen im Vorstand der Deutschen Traumastiftung. Ebenso herzlich danke ich den Kolleginnen und Kollegen im Vorstand von »Dazugehören e. V.« und in meinem Sekretariat Frau Rau und Frau Leisenheimer, die dieses Buchprojekt unterstützt haben. Ein besonderer Dank geht an Herrn Prof. Wettengel, Frau Schmidt und Herrn Grotz vom Stadtarchiv Ulm, die mich bei der Recherche zu den Ereignissen am Tag der Garnison und am zweiten »Schwäbischen Kriegsopfer-Ehrentag« unterstützt haben. Quasi zufällig war ich bei meinen ersten Recherchen im Internet, wo ich nach »Kriegsopfer« und »Ulm« schaute, auf die Seiten von Militariahändlern geraten und hatte zu letzterer Veranstaltung eine Gedenkmedaille erworben. Damit wandte ich mich dann an das Stadtarchiv Ulm, um herauszufinden, ob es zu dieser Veranstaltung, an die sich eigentlich niemand, mit dem ich sprach, mehr erinnerte, Unterlagen und Dokumente gibt. Das Ganze erwies sich als Zufallstreffer, denn nach dem Massenevent zur Aufstellung der Michaelisfigur am Tag der Garnison, mit ca. 30.000 Teilnehmenden, war der zweite Schwäbische Kriegsopfer-Ehrentag ein noch sehr viel größeres Remilitarisierungsevent mit über 80.000 Teilnehmenden.

Frau Koch, Frau Blaser und Herrn Bieger, welche dieses ungewöhnliche Buchprojekt von Anfang an engagiert unterstützt und durch viele Anregungen im bereichert haben, danke ich sehr herzlich. Darüber hinaus danke ich Frau

Stacheder und Herrn Sander, wie bei zahlreichen anderen Projekten, z. B. beim »Dazugehören-Newsletter«, die grafische Beratung und Gestaltung übernommen haben. Nicht zuletzt wäre die Durchführung dieses Projekts nicht ohne die Unterstützung von Drittmittelgebern, die hier nicht genannt werden wollen, möglich gewesen.

Dr. Daniel Deckers, Redakteur bei der Frankfurter Allgemeinen Zeitung, der 2021 mit dem Nannen-Preis für seine jahrzehntelange Berichterstattung zum Thema Missbrauch im Kontext katholische Kirche ausgezeichnet wurde, hat mir wiederholt die Möglichkeit gegeben, im Rahmen von fachpolitischen Essays zentrale Fragen auf der Seite »Die Gegenwart« in der Frankfurter Allgemeinen Zeitung zu erörtern. Erst seine Nachfragen haben mich ermutigt, neben wissenschaftlichen Publikationen mit essayistischen Beiträgen politische Reflexion und wenn möglich sogar Veränderung anzuregen. Pater Klaus Mertes SJ hat mich quasi als theologischer »Nachhilfelehrer« begleitet und unterstützt. Ihm verdanke ich viele Hinweise und einen berührenden Austausch über die Bachkantate »Es erhub sich ein Streit«.

Meine Frau, Juristin und an leitender Stelle in der Justiz des Kantons Schwyz tätig, hat mir durch ihren fachlichen Außenblick und in partnerschaftlichem Innenblick bei der Entstehung des Buches geholfen, dafür danke ich ihr. Dr. Christine Bergmann, der ehemaligen Bundesfamilienministerin, die über die Jahre der intensiven Zusammenarbeit zu einer guten Freundin geworden ist, danke ich sehr herzlich für ihre Rückmeldungen zum Text und vor allem für ihre Bereitschaft, ein Geleitwort zu erstellen.

Sankt Michael

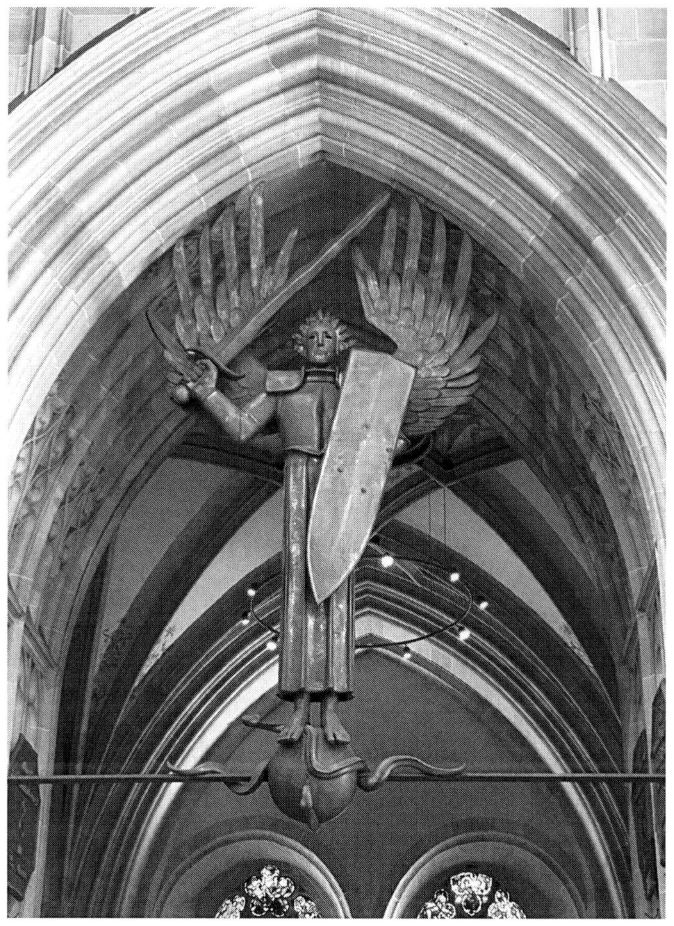

Die 1934 aufgestellte Michaelsfigur des Künstlers Ulfert Janssen nach einem Entwurf von Heinz Wetzel (beide Stuttgart)

Der Zeitgenosse Karl von Seeger schrieb in seinem Buch »Das Denkmal des Weltkriegs«:

> *»Kein besseres Sinnbild als die Gestalt des heiligen Michael konnte für ein Deutsches Denkmal des Weltkrieges gewählt werden; galt er doch von jeher schlechthin als das Symbol des deutschen Kämpfers im Streite gegen alle Mächte der Finsternis und der Hölle« (Seeger 1930, S. 4).*

Maja Galle kommentiert:

> *»Interessant ist auch, dass Seeger ausdrücklich den Gegensatz zwischen ›diesem eindrucksvollen Denkmal und der ausdruckslosen Figur‹ (Seite 44) des Michael im schottischen National War Memorial in Edingbourogh betont. Es scheint fast so, als wolle er andeuten, dass nur den Deutschen mit ihrer besonderen Beziehung zum Erzengel Michael die Errichtung eines Michaelsdenkmals zukomme« (Galle 2002, S. 171).*

Eine mehr als zehnjährige Auseinandersetzung über ein Gefallenenehrenmal

Im Dezember 1922 schrieb ein »Arbeitsausschuss für ein Münsterkriegsmal der Vorkriegsgarnison Ulm« unter dem Vorsitzenden Generalmajor a. D. Eugen Glück einen öffentlichen überregionalen Wettbewerb zur Gestaltung eines Kriegsdenkmals für das Ulmer Münster aus. Zugelassen wurden alle Personen, die zum Zeitpunkt der Ausschreibung ihren Wohnsitz in Deutschland hatten (vgl. Manhalter 2020). Schwäbisch sparsam wurde auf ein Preisgeld verzichtet:

> *»Die Möglichkeit, ein Werk zu schaffen das [sic!] in einem Rahmen von gewaltiger kunstgeschichtlicher wie geschichtlicher Bedeutung an der Seite größter Namen für alle Zeiten einen Platz finden wird, veranlassen den Ausschuss, von einer Verteilung von Preisen abzusehen« (zit. nach Manhalter 2020, S. 5).*

Allerdings wurde für den Fall, dass eine Ausführung aufgrund unerwarteter Schwierigkeiten unmöglich werden sollte, eine Entschädigung von 20.000 Mark angeboten. Es gelangten 180 Exemplare des Preisausschreibens zur Ausgabe bzw. zum Versand. Im Ganzen liefen 46 Sendungen bis zum Ende des Wettbewerbs ein. Da das Auspacken der Einsendungen von »neutraler« Seite übernommen wurde, stellte sich erst dabei heraus, dass diese 46 Sendungen insgesamt 59 Entwürfe für den Ideenwettbewerb enthielten. Manche Einsender hatten also gleich mehrere Gestaltungsvorschläge eingereicht. Dazu gehörten 14 Modelle und 99 Blatt Zeichnungen. Nach Ablauf der Bewerbungsfrist am 1. März 1923 waren also 59 Entwürfe eingegangen. Die Wahl fiel einstimmig auf den Entwurf des Stuttgarter Hochschulprofessors Heinz Wetzel. Seine Plastik »Attempto« stellte eine Michaelsfigur auf einem Querbalken in dem Bogen unter der Orgel dar

Den Toten danken Worte nicht – Nur Taten!

Baustein

zum Denkmal für die 25000 Gefallenen des Standorts Ulm im Münster

1 Mark

Umstehend Abbildung der Modellskizze zur Michaelsfigur (9,5 m hoch) im Turmbogen über der Orgel von Professor Ulfert Janssen nach Entwurf von Baurat Heinz Wetzel.

*

Beteiligte Stäbe und Formationen.

Stab der 27. J. D., der 26. Ldw. J. D., der 27. Felda. Brig. • J. R. Kaiser Wilhelm 120 • Gr. R. König Karl 123 • J. R. 127 • Ul. R. König Karl 19 • Felda. R. König Karl 13 • Felda. R. 49 • Fußa. R. 13 u. 24 • Pion. B. 13 mit Formationen • J. R. 414 u. 479 • Res. J. R. 247 • Ldw. J. R. 122, 123, 124, 125 • Ldstr. J. R. 13 • je 2. Kp. Sturm B. 15 u. 16 • Res. Kav. Abt. 54 • 4. Ldw. Esc. XIII • Felda. R. 116, 238 u. 281 • Res. Felda. R. 26 u. 27 • Ldw. Felda. R. 1 u. 2 • Gebgs. Art. Abt. 4 • III. Abt. Res. Felda. R. 29 • Felda. Battn. 887, 888 u. 912 • Nahkpf. Bttn. 243 u. 248 • Inf. Gesch. Btt. 22 • Art. Meßtrupp 2 u. 59
Landw. Fußa. Btle. 13 u. 24.

Die Namen der Truppenteile pp. mit den Gefallenenzahlen werden auf Totenschildern verewigt.

Im Münster werden Totenbücher aller beteiligten Truppenteile pp. niedergelegt.

Dr. Karl Höhn, Ulm a. D.

Ehrengaben und Bausteine (Beitragsbestätigungen) für geleistete Spendenbeiträge zum Münsterdenkmal für die Gefallenen des Standorts Ulm (Quelle: Stadtarchiv Ulm)

Modellskizze von Ulfert Janssen, Stuttgart
nach Entwurf von Heinz Wetzel, Stuttgart

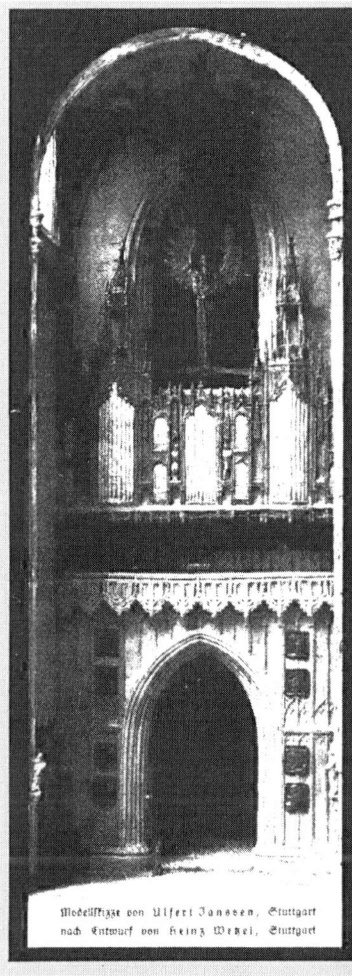

Den Toten danken Worte nicht –
Nur Taten!

Baustein

zum Denkmal
für die 25 000 Gefallenen des
Standorts Ulm a. D.
im Münster

3 Mark

Beteiligte Stäbe und Formationen.

Stab der 27. J. D., der 26. Ldw. J. D., der 27. Felda. Brig. · J. R. Kaiser Wilhelm 120 · Gr. R. König Karl 123 · J. R. 127 · Ul. Rg. König Karl 19 · Felda. R. König Karl 13 · Felda. R. 49 · Fußa. R. 13 u. 24 · Pion. B. 13 mit Formationen · J. R. 414 u. 479 · Res. J. R. 247 · Ldw. J. Re. 122, 123, 124, 125 · Ldstr. J. R. 13 · je 2. Kp. Sturm B. 15 u. 16 · Res. Kav. Abt. 54 · 4. Ldw. Esc. XIII · Felda. Re. 116, 238, 281 · Res. Felda. R. 26 u. 27 · Ldw. Felda. R. 1 u. 2 · Gebgs. Art. Abt. 4 · III. Abt. Res. Felda. R. 29 · Felda. Battn. 887, 888 u. 912 · Nahkampf Battn. 243 u. 248 · Inf. Gesch. Batt. 22 · Art. Meßtrupp 2 u. 59
Ldw. Fußa. Batle. 13 u. 24

*

Die Namen der Truppenteile pp. mit den Gefallenenzahlen werden auf Totenschildern verewigt.

Im Münster werden Totenbücher aller beteiligten Truppenteile pp. niedergelegt.

Dr. Karl Höhn, Ulm a. D.

Die Ausführung des Monumentaldenkmals am vorgesehenen Platz über der Orgel war im Kirchengemeinderat umstritten und wurde schließlich nicht beschlossen. Der ursprüngliche Entwurf des Engels zeigte diesen mit gesenktem Schwert in einer eher trauernden Pose.

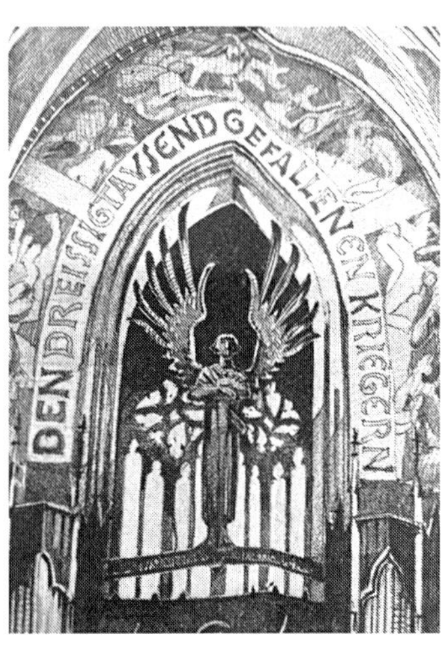

Ausschnitt aus einer Ehrengabe
(Quelle: Stadtarchiv Ulm)

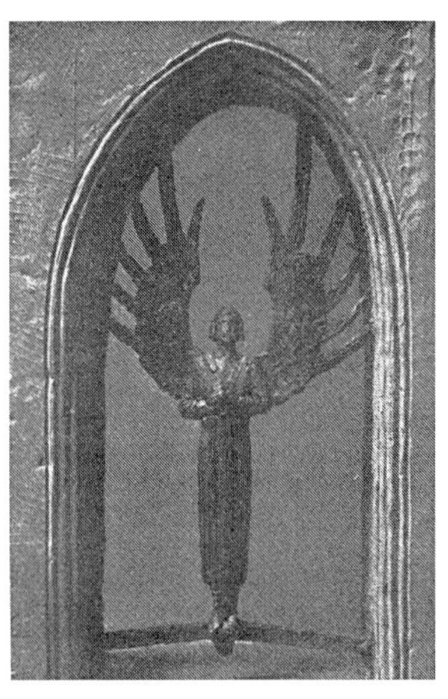

Bild Engel, der dann schon auf dem Querbalken steht, aber das Schwert gesenkt hat. Modellentwurf (Quelle: Stadtarchiv Ulm)

Zwischen dem Kirchengemeinderat und der Auswahlkommission gab es jahrelange Auseinandersetzungen, insbesondere um den geplanten Ort der Aufstellung über der Orgel. Andere Orte, insbesondere unter der Orgelempore, wurden diskutiert. Schließlich wurde die Plastik neu konzipiert, und der Engel wurde nun mit einem erhobenen Schwert und einer Schlange zu seinen Füßen dargestellt. Der ursprüngliche Schöpfer, Professor Wetzel, äußerte sich in einem Brief vom 16. Februar 1928 froh darüber, dass die »frühere Trauerpose überwunden« sei. Mit der Ausführung des Entwurfs wurde Professor Ulfert Janssen beauftragt, der zunächst ein bronziertes Gipsmodell anfertigen sollte, um die Wirkung der Figur im Kirchenraum abschätzen zu können, denn entgegen der ursprünglichen Planung sollte die Engelsfigur nicht mehr aus Holz, sondern in Metall realisiert werden. – Die ursprüngliche trauernde Michaelsfigur mit gesenktem Schwert war dem Zeitgeist entsprechend in einen kämpferischen Engel mit erhobenem Schwert umgewandelt worden. Aufgestellt wurde die Figur schließlich am 5. August 1934, am Tag der Garnison, 20. Jahrestag der Mobilmachung für den Ersten Weltkrieg.

Später wurden in der ersten sogenannten »Großen Deutschen Kunstausstellung« 1937 mehrere Bronzeskulpturen von Janssen gezeigt. Auch in späteren Ausstellungen während der Zeit des Nationalsozialismus konnte Janssen als »Künstler im Kriegseinsatz« seine Arbeiten präsentieren. 1943 z. B. fanden sich vier Werke, darunter zwei Porträts und zwei Kriegsdarstellungen, in der »Deutschen Kunstausstellung«.

Ein unüberwindlich starker Held

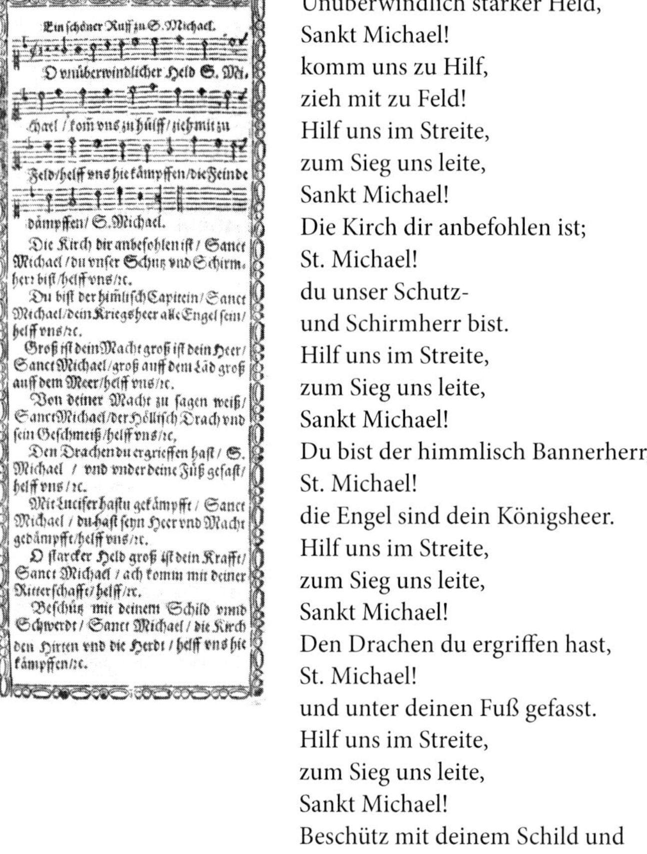

Ein schöner Ruff zu S. Michael.

O vnüberwindlicher Held S. Michael / kom̃ vns zu hülff / zieh mit zu Feld / helff vns hie kämpffen / die Feinde dämpffen / S. Michael.

Die Kirch dir anbefohlen ist / Sanct Michael / du vnser Schutz vnd Schirmherr bist / helff vns / rc.

Du bist der him̃lisch Capitein / Sanct Michael / dein Kriegsheer alle Engel sein / helff vns / rc.

Groß ist dein Macht groß ist dein Heer / Sanct Michael / groß auff dem Lād groß auff dem Meer / helff vns / rc.

Von deiner Macht zu sagen weiß / Sanct Michael / der Höllisch Drach vnd sein Geschmeiß / helff vns / rc,

Den Drachen du ergrieffen hast / S. Michael / vnd vnder deine Füß gefast / helff vns / rc.

Mit Lucifer hastu gekämpfft / Sanct Michael / du hast seyn Heer vnd Macht gedämpfft / helff vns / rc.

O starcker Held groß ist dein Krafft / Sanct Michael / ach komm mit deiner Ritterschafft / helff / rc.

Beschütz mit deinem Schild vnnd Schwerdt / Sanct Michael / die Kirch den Hirten vnd die Herdt / helff vns hie kämpffen / rc.

Unüberwindlich starker Held,
Sankt Michael!
komm uns zu Hilf,
zieh mit zu Feld!
Hilf uns im Streite,
zum Sieg uns leite,
Sankt Michael!
Die Kirch dir anbefohlen ist;
St. Michael!
du unser Schutz-
und Schirmherr bist.
Hilf uns im Streite,
zum Sieg uns leite,
Sankt Michael!
Du bist der himmlisch Bannerherr,
St. Michael!
die Engel sind dein Königsheer.
Hilf uns im Streite,
zum Sieg uns leite,
Sankt Michael!
Den Drachen du ergriffen hast,
St. Michael!
und unter deinen Fuß gefasst.
Hilf uns im Streite,
zum Sieg uns leite,
Sankt Michael!
Beschütz mit deinem Schild und
Schwert
Sankt Michael!
die Kirch, den Hirten und die Herd.
Hilf uns im Streite,
zum Sieg uns leite, Sankt Michael!

Spätestens seit dem Ende des ersten Jahrtausends unserer Zeitrechnung wurde der Erzengel Michael, der Kämpfer gegen Satan und das Böse, auch als Beistand im Streite, in der Schlacht, betrachtet: der Erzengel Michael, Bannerträger der himmlischen Heerscharen und Schutzheiliger Deutschlands seit Heinrich des I. und Otto des I. Sieg über die Ungarn in der Schlacht am Lechfeld 955. Da eine Fahne mit dem Bildnis des Heiligen als Banner in dieser Schlacht getragen wurde, wird dies als Geburtsstunde der Vorstellung von Michael als Schutzherrn Deutschlands angesehen. In einer lateinischen Fassung des Michaelis-Lieds findet sich die Strophe: »O magne heros gloriae, Dux Michael, protector sis germaniae«. E. Rudloff (1873) vertritt die Auffassung, dass es sich dabei um ein altes Schlachtlied handele, in dem Odin aus der germanischen Sage in Sankt Michael übertragen worden sei. So sei Sankt Michael zum Schutzpatron des deutschen Volkes geworden, und der »deutsche Michel« habe bei den Gegnern zunächst Angst und Schrecken und Respekt verbreitet. Erst viel später wurde er dann zur Parodie des passiven deutschen Michels mit der Schlafmütze.

Friedrich von Spee, der Dichter des Kirchenlieds »Unüberwindlich starker Held Sankt Michael«, ist uns heute bekannt, weil er als Jesuit die Ungerechtigkeit der Hexenverfolgung und der Hexenprozesse thematisierte. Dies führte dazu, dass er aus seinem Amt als Professor für Moraltheologie in Paderborn wegen seines angeblichen ungünstigen Einflusses auf jüngere Ordensmitglieder entfernt werden sollte. Das wurde jedoch vom Ordensgeneral abgelehnt. Als ihm 1631 schließlich doch der Lehrauftrag entzogen wurde, wechselte Spee nach Trier, lehrte dort Moraltheologie, später

Exegese. 1635 starb er. Posthum erschien 1649 die Gedicht- und Liedsammlung »Trutz Nachtigall«, in der das Lied »Unüberwindlich starker Held Sankt Michael« überliefert wurde (Spee 1985).

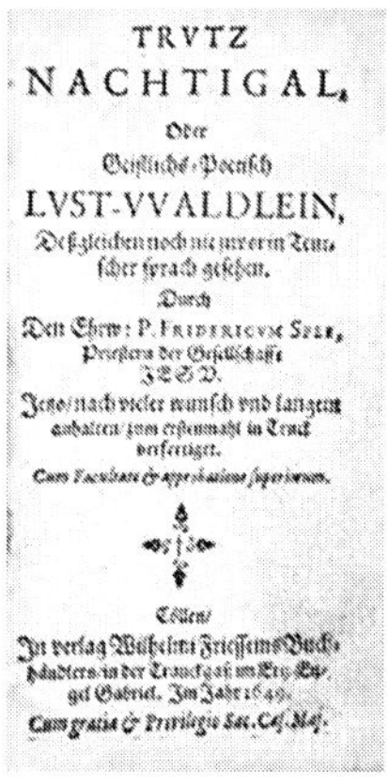

TRVTZ
NACHTIGAL,
Oder
Geistlichs-Poetisch
LVST-VVALDLEIN,
Deßgleichen noch nie zuvor in Teutscher sprach gesehen.
Durch
Den Ehrw: P. FRIDERICVM SPEE,
Priestern der Gesellschafft
JESV.
Jetzo/nach vieler wunsch vnd langem anhalten/zum erstenmahl in Truck verfertiget.
Cum Facultate & approbatione superiorum.

Cölln/
In verlag Wilhelmi Friessems Buchhändlers in der Tranckgaß im Ertz-Engel Gabriel. Im Jahr 1649.
Cum gratia & Privilegio Sac. Caes. Maj.

(Quelle Wikipedia)

Im Ausgang des Dreißigjährigen Kriegs steht der Jesuit Spee mit seinem Michaelsgedicht nicht nur für die Sehnsucht der Deutschen nach einem starken Schutzpatron und Bannerträger, sondern eben auch für den Gebrauch der Vernunft und ein Reflektieren über Gerechtigkeit jenseits von Konventionen und kirchlichen Vorgaben – dies macht seinen heutigen Nachruhm aus.

Ein streitbarer Kämpfer für Gerechtigkeit

Michael ist auch als Krieger und Richter mit Schwert und Banner zu sehen. Schon im Alten Testament, im Buch Daniel, kämpft Michael als Fürst des erwählten Volkes. Michael steht auf während einer beispiellosen Zeit der Bedrängnis (Daniel, 12,1). Im Neuen Testament heißt es in der Offenbarung (12,7–9, Lutherübersetzung):

> *»Es erhob sich ein Streit im Himmel: Michael und seine Engel stritten mit dem Drachen, und der Drache stritt und seine Engel, und siegten nicht, auch wart ihre Stätte nicht mehr gefunden im Himmel. Und es wart ausgeworfen der große Drache, die alte Schlange, die da heißt der Teufel und Satanas, der die ganze Welt verführt, und wart geworfen auf die Erde, und seine Engel wurden auch dahin geworfen.«*

Der Erzengel Michael kann für eine Gerechtigkeitsvorstellung stehen, die sich im Alten wie im Neuen Testament findet: die Vorstellung von Erbarmen und Gnade, von Barmherzigkeit im Richterspruch.

Ich wurde noch in den 1960er Jahren im Religionsunterricht in der antijudaistischen Vorstellung erzogen, dass das Alte Testament ein Verständnis Gottes als archaischer Richter habe, während im Neuen Testament der gnädige, barmherzige Gott, der letztendlich die Sünden vergibt, erscheine. Dies ist ein Mythos, denn im Alten wie im Neuen Testament finden sich Belege für die Vorstellung vom Richter, der Erbarmen zeigt.

Michael besiegt nach der Offenbarung im Jüngsten Gericht endgültig den Satan. In manchen Vorstellungen teilt er die Herde in die Schafe, also die Guten, die vom ewigen Feuer der Verdammnis verschont bleiben, und in die Böcke (das entspricht der Rolle Christi im Gleichnis Mt 25,31 ff). Im

Offertorium des Requiems wird darum gebeten, die Seelen der Gestorbenen von den Strafen der Hölle zu befreien, sodass sie nicht ins Dunkel fallen – »sed signifer sanctus Michael repraesentet eas in lucem sanctam« –, sondern der Bannerträger, der heilige Michael, geleite sie ins heilige Licht, wie es einst dem Abraham und seinem Samen versprochen wurde. Angesichts der Schrecken des Tags des Zorns, »dies irae«, kann der Schuldige nur seufzen und mit vor Schuld gerötetem Gesicht um Schonung bitten. Vor dieser letzten Gerechtigkeit stehen alle als Schuldige.

Aber der Erzengel Michael kann auch für die Hoffnung auf sofortige Gerechtigkeit im Hier und Jetzt stehen. Michael verhilft den Schwachen, Betrogenen unmittelbar zum gerechten Sieg. Er symbolisiert Beistand im Kampf um das Recht, welches hier und jetzt eingefordert und dessen Durchsetzung unmittelbar erwartet wird. Diese Ungeduld mit der Sehnsucht nach unverzüglichem Recht und Genugtuung findet sich etwa in Psalm 82,2:

> *»Wie lange wollt ihr Unrecht richten und die Personen der Gottlosen vorziehen?*
>
> *Schaffet Recht dem Armen und dem Waisen;*
> *und helfet dem Elenden und Dürftigen zum Recht!«*

Oder ich denke an das Deutsche Magnificat von Schütz: »Meine Seele erhebt den Herrn«. In diesem Text aus dem Neuen Testament heißt es:

> *»Meine Seele erhebt den Herrn. Und mein Geist freut sich in Gott, meinem Heiland. Denn er hat mich, seine geringe Magd, angesehen; darum werden mich selig*

preisen Kindeskinder ewiglich. Denn er hat große Dinge an mir getan, der da mächtig ist und des Name heilig ist. Und seine Barmherzigkeit währt von einem Geschlecht zum andern, bei allen, die ihn fürchten. Er wirket gewaltig mit seinem Arm und zertreuet, die hoffärtig sind in ihres Herzens Sinn. Er stößt die Gewaltigen vom Thron und erhebt die Niedrigen. Die Hungrigen füllt er mit Gütern und die Reichen lässt er leer. Er denkt der Barmherzigkeit und hilft seinem Diener Israel auf. Wie er geredet hat zu unseren Vätern, Abraham und seinen Kindern in Ewigkeit« (Lk 1,46–55).

Dietrich Bonhoeffer (zit. nach Hand & Jetter 2004, S. 20) schreibt in schwerer Zeit über das Magnificat:

> *»Dieses Lied der Maria ist das leidenschaftlichste, wildeste, ja man möchte fast sagen revolutionärste Adventslied, das je gesungen wurde... ein hartes, starkes, unerbittliches Lied von stürzenden Thronen und gedemütigten Herren dieser Welt, von Gottes Gewalt und von der Menschen Ohnmacht.«*

Es ist vielleicht kein Zufall, dass Martin Luther, als er nach der Rückkehr vom Reichstag in Worms 1521, wo die Reichsacht über ihn verhängt und er für vogelfrei erklärt wurde, in der Schutzhaft auf der Wartburg seine Übersetzung des Magnificats vollendet. »Das Magnificat verdeutscht und ausgelegt« entstand 1520/1521 quasi gleichzeitig mit einer der zentralen Schriften der Reformation, »Von der Freiheit eines Christenmenschen«. Er widmet diese Übersetzung und Auslegung dem sächsischen Herrscher, der ihm Schutz gewährt hat:

»dem durchlauchten und hochgeborenen Fürsten und Herren, Johann Friedrich, Herzog zu Sachsen, Landgraf zu Thüringen und Markgraf zu Meissen, meinem gnädigen Herren und Patron. Untertäniger Kaplan D Martinus Luther. […] weil ich aber [E.F.G., Euer Fürstlichem Gnaden] nun lange verheißen habe und schuldig bin, das Magnificat zu erklären, woran mich die leidigen Händel vieler Widersacher so oft gehindert haben, habe ich mir vorgenommen, auf die Schrift E.F.G. zugleich mit diesem Büchlein zu antworten. Ich habe gedacht, es könnte mein längeres Verzögern mir eine Schamröte einbringen und der Behelf fernerer Ausrede nicht am Platze seien; denn sonst versäume E.F.G. junges Gemüt, dass es zur Liebe göttlicher Schrift geneigt und durch weitere Übung derselben mehr erhitzt und gestärkt würde. Wozu ich E.F.G. göttliche Gnade und Beistand wünsche. Denn das ist ja nötig, weil an der Person eines solchen großen Fürsten vieler Leute Heil liegt, wenn er seinem eigenen Willen entzogen und von Gott gnädig regiert wird, wiederum vieler Verderben, wenn er sich selbst überlassen und ungnädig regiert wird« (Luther 1990, S. 297).

Der Aufschrei gegen Ungerechtigkeit und die Hoffnung auf Sankt Michael bei der Durchsetzung des Rechts spielen in unserem Zusammenhang eine zentrale Rolle vor dem Hintergrund der historisch falschen Umdeutung der Kriegsschuldfrage. Der Friedensschluss nach dem Ersten Weltkrieg wurde vor allem in Deutschland als ungerecht, ja als »Schanddiktat von Versailles« empfunden, Deutschland sei als Nation ein Dolchstoß zugefügt worden. Verschwörungstheorien wie

z. B. die angebliche Verschwörung des Weltjudentums, welche dafür gesorgt habe, Deutschland auszubluten, verbreiteten sich rasch. Vor einem solchen Assoziationshintergrund bedeutet die Wahl einer Michaelsfigur für ein Kriegerdenkmal ein Symbol für die Hoffnung im Kampf um die angeblich gerechte Sache. In einer Garnisonsstadt natürlich auch die Hoffnung auf Wiederherstellung der deutschen Armee. Elias Canetti schrieb in seinem Werk »Masse und Macht«:

> *»Für den Deutschen bedeutete das Wort ›Versailles‹ nicht so sehr die Niederlage, die er ja nie wirklich anerkannt hat, es bedeutete das Verbot der Armee; das Verbot einer bestimmten, sakrosankten Übung, ohne die er sich das Leben schwer vorstellen konnte. Das Verbot der Armee war wie das Verbot einer Religion. Der Glaube der Väter war unterbunden, ihn wieder herzustellen war jedes Mannes heilige Pflicht. In diese Wunde stieß das Wort ›Versailles‹ jedes Mal, wenn es gebraucht wurde. Es erhielt sie frisch, sie blutete weiter, sie schloss sich nie. Solange in Massenversammlungen das Wort ›Versailles‹ mit aller Kraft ausgestoßen wurde, war auch der Beginn einer Heilung ausgeschlossen.*
>
> *Es ist dabei von Bedeutung, dass immer von einem Diktat, wie von einem Vertrag, die Rede war. ›Diktat‹ erinnert an die Sphäre des Befehls. Ein einziger, fremder Befehl, der Befehl des Feindes, darum ›Diktat‹ genannt, hatte dieses ganze herrische Treiben des militärischen Befehls von Deutschen an Deutsche unterbunden. Wer das Wort vom ›Versailler Diktat‹ hörte oder las, empfand auch das tiefste, was ihm weggenommen war: die deutsche Armee. Ihre Wiederherstellung erschien*

als das einzige, wirklich wichtige Ziel. Mit ihr würde alles wieder werden, wie es früher war. Die Bedeutung der Armee als nationales Massensymbol war überhaupt nicht erschüttert worden; der tiefere und ältere Teil von ihr stand noch unberührt da: als Wald.

Die Wahl des Wortes ›Versailles‹ als zentrales Schlagwort war von Hitlers Standpunkt aus eine besonders glückliche. Nicht nur erinnerte es an das letzte, schmerzliche Ereignis im nationalen Leben der Deutschen, das Verbot der allgemeinen Wehrpflicht, die Aufhebung des Rechtes auf eine Armee, in die jeder Mann für einige Jahre eintreten durfte: es faßte auch andere wichtige und wohlbekannte Momente der deutschen Geschichte zusammen.

In Versailles war durch Bismarck das zweite Deutsche Reich gegründet worden. Die Einheit Deutschlands war – unmittelbar nach einem großen Sieg – im Augenblick des Hochgefühls und der unwiderstehlichen Kraft proklamiert worden. Der Sieg war über Napoleon III. gewonnen worden, der sich als Nachfolger des großen Napoleon betrachtete; getragen durch die legendäre Verehrung für seinen Namen, war er als Erbe seines Geistes hochgekommen. Versailles war aber auch die Stätte Ludwigs des XIV., von ihm erbaut. Von allen französischen Herrschern vor Napoleon hatte Ludwig XIV. die Deutschen am tiefsten gedemütigt. Durch ihn war Straßburg mit seinem Münster Frankreich einverleibt worden. Seine Truppen hatten das Heidelberger Schloss verwüstet.

Die Kaiser-Proklamation in Versailles war darum wie ein später, zusammengefaßter Sieg über Ludwig XIV. und Napoleon vereint, und er war allein, ohne jeden Bundesgenossen, errungen worden. Auf einem Deutschen jener Zeit mußte sie diese Wirkung haben; es gibt Zeugnisse genug, die sie bestätigen. Der Name dieses Schlosses war mit dem größten Triumph der neueren deutschen Geschichte verbunden.

Jedesmal, wenn Hitler von dem berüchtigten ›Diktat‹ sprach, schwang die Erinnerung an jenen Triumph im Worte mit und ging als Verheißung auf die Hörer über. Die Feinde hätten es als Drohung mit Krieg und Niederlage hören müssen, hätten sie Ohren gehabt zu hören. Man kann ohne Übertreibung sagen, daß alle wichtigen Schlagworte der Nationalsozialisten, mit Ausnahme derer, die den Juden galten, sich aus dem einen Wort vom ›Versailler Diktat‹ durch Spaltung ableiten lassen: ›Das Dritte Reich‹, ›Sieg – Heil‹ und so weiter. Der Inhalt der Bewegung war auf konzentrierte Weise in diesem einen Wort enthalten: die Niederlage, die zum Sieg werden soll; die verbotene Armee, die zu diesem Zwecke erst aufzustellen ist« (Canetti 1980, S. 212 f.).

Der damalige Dekan Kappus stellte im Ulmer Münster bei der Einweihung der Sankt-Michaelsfigur am 5. August 1934 diese monumentale Figur genau in den Kontext der Wiederaufrüstung, Remilitarisierung und Überwindung der Schmach: »damit Gottes Kraft immer wieder neu über uns komme, wie sie über Deutschland kam vor zwanzig Jahren beim Ausbruch des großen Krieges« (zit. nach Kampmann

2019, unveröffentlichtes Manuskript). Kampmann, der als Erster einen historischen Vortrag zu dieser Figur gehalten hat, betont, dass dies kein Zufall oder eine ungeschickt geratene Formulierung gewesen sei, denn der damalige Stadtdekan habe bei der Verlegung eines Gedenkbuchs mit den Namen der Gefallenen in der Vorhalle im Münster am 2. August 1934 auch gesagt:

> *»Wir stehen [...] mit Dank vor dem ewigen Gott, der solche Opfer nicht vergeblich sein ließ und dem Volke den Glauben wieder schenkte durch den Mann, den er uns als Führer erweckte, durch Reichskanzler Adolf Hitler. Es ist wohl ein schmerzliches Gedenken in dieser Stunde und doch zugleich ein freudiges Aufrichten derer, die den Namen des deutschen Wesens tragen. Der Dank der lebenden Geschlechter aber an die toten Helden sei die Deutsche Tat«*
> *(Kappus, zit. nach Kampmann 2019).*

Umgang mit Kriegsopfern nach dem Ersten Weltkrieg

»Es erhub sich ein Streit.
Die rasende Schlange, der höllische Drache,
stürmt wieder den Himmel mit wütender Rache.
Aber Michael bezwingt, und die Schar,
die ihn umringt,
stürzt des Satans Grausamkeit.«
Eingangschor, Bachkantate BWV 19,
Text Umdichtung nach Christian Friedrich
Henrici (Picander), 1724/1725

Nach dem Attentat von Sarajevo am 28. Juni 1914 wuchsen im Juli sehr schnell die Spannungen. Der Höhepunkt dieser Juli-Krise war das Ultimatum Österreichs an Serbien am 23. Juli 1914 mit einer Frist von 48 Stunden. Belgrad wurde darin aufgefordert, sämtliche Bedingungen Österreich/Ungarns, insbesondere in Bezug auf das Vorgehen gegen die Hintermänner des Attentats auf das Thronfolgerehepaar, uneingeschränkt anzunehmen. Dabei wurde betont, dass jeglicher Vorbehalt oder jegliche Einschränkung als Kriegsgrund betrachtet würde. Da die serbische Antwort, welche in letzter Minute erfolgte, Einschränkungen enthielt, wurden die diplomatischen Beziehungen abgebrochen. Teil- und Generalmobilmachungen der Armeen erfolgten allenthalben. Der Krieg zwischen Österreich/Ungarn und Serbien begann am 28. Juli 1914. Das deutsche Kaiserreich und das russische

Kaiserreich traten am 1. August 1914 in den Krieg ein. Frankreich am 3. August 1914; Belgien, Großbritannien, Australien, Kanada am 4. August 1914.

Doch der Erste Weltkrieg kam nicht aus heiterem Himmel. Florian Illies hat in seinem faszinierenden Buch »1913: Der Sommer des Jahrhunderts« (2012) an biografischen Beispielen von Psychotherapeuten, Malern und Literaten den Zeitgeist in einer Übergangszeit skizziert. Ein ausgeklügeltes Bündnissystem und ein fragiles Gleichgewicht der Großmächte war durch das Wettrüsten, insbesondere in Deutschland, ins Wanken geraten, und doch bleibt die Frage ungeklärt, wie gezielt der Erste Weltkrieg strategisch geplant oder nebenbei riskiert wurde.

Reichskanzler von Bethmann-Hollweg soll auf die Frage des Fürsten von Bülow, wie das habe geschehen können, kurz nach Kriegsausbruch die Antwort gegeben haben: »Wenn ich das nur wüsste« (zit. nach Janßen 1964).

Teilweise gab es wohl eine regelrechte Kriegsbegeisterung. Thomas Mann schrieb in seinem Aufsatz »Gedanken im Kriege« (1914, S. 1475):

> *»Krieg! Es war Reinigung, Befreiung, was wir empfanden, und eine ungeheure Hoffnung […]. Wie die Herzen der Dichter sogleich in Flammen standen, als jetzt Krieg wurde! Und sie hatten den Frieden zu lieben geglaubt, sie hatten ihn wirklich geliebt, ein jeder nach seiner Menschlichkeit, der eine auf Bauernart, der andere aus Sanftmut und deutscher Bildung. Nun sangen sie wie im Wettstreit den Krieg, frohlockend, mit tief aufquellendem Jauchzen – als hätte ihnen und dem Volke, dessen Stimme sie sind, in aller Welt nichts Besseres, Schöneres,*

Glücklicheres widerfahren können, als dass eine verzweifelte Übermacht von Feindschaft sich endlich gegen dieses Volk erhob; und auch dem Höchsten, Berühmtesten unter ihnen kam Dank und Gruß an den Krieg nicht wahrer von Herzen, als jenem braven, der in einem Tageblatt sein Kraftgesang mit dem Ausruf begann: ›Ich fühle mich wie neu geboren!‹.«

Der Schriftsteller Ernst Toller (1933) meldete sich freiwillig für den Krieg und schrieb in seiner Autobiografie:

»Ja, wir leben in einem Rausch des Gefühls. Die Worte Deutschland, Vaterland, Krieg haben magische Kraft; wenn wir sie aussprechen, verflüchtigen sie sich nicht, sie schweben in der Luft, kreisen um sich selbst, entzünden sich um uns.«

Doch nicht allenthalben herrschte Kriegsbegeisterung. Gerade auch die Arbeiterschaft in den großen Städten reagierte zum Teil kritisch. Es gab große Antikriegsdemonstrationen in Berlin, Hamburg (mehr als 100.000 Teilnehmende im Berliner Lustgarten). Allerdings zögerte die Sozialdemokratie, diese Proteste zu unterstützen, und hielt im nationalen Interesse still. Erich Maria Remarque hat mit seinem Roman »Im Westen nichts Neues« ein Dokument über eine verlorene Generation geschaffen, von traumatisierenden Erlebnissen in den Schützengräben und an der Front geschrieben. Die meisten Intellektuellen nahmen nicht zuletzt aufgrund eigener Kriegserfahrungen und aufgrund von Verlusten im familiären Umfeld eine antimilitaristische, pazifistische Haltung ein.

Insgesamt starben fast 10 Millionen Soldaten. Hinzu kommen ca. 7 Millionen zivile Opfer und 20 Millionen Verwundete. Allein im Deutschen Reich starben 2 Millionen, und weitere 1,5 Millionen überlebten den Krieg als Verstümmelte und Invaliden, darunter 500.000 Schwerbeschädigte, die auch sozial versorgt werden mussten. Hinzu kamen über 500.000 sogenannte »Kriegerwitwen« und weit über eine Million Kriegswaisen. Nach Pironti (2015) belief sich die Zahl der direkten und indirekten Kriegsopfer, unter Einbezug z. B. der Eltern von Invaliden, auf 4 Millionen. Die Kriegsinvaliden schlossen sich rasch zu Verbänden zusammen, die in der jungen Weimarer Republik eine Versorgung der Kriegsversehrten erkämpfen sollten. So kam es 1920 zum Gesetz über die Versorgung der Militärpersonen und ihrer Hinterbliebenen bei Dienstbeschädigung.

Während früher Ansprüche von Geschädigten sich an den Diensträngen festmachten, wurde nun angesichts der massenhaften Mobilisierung durch die Wehrpflicht die Versorgung der Geschädigten entmilitarisiert und von den Militärbehörden auf das Reichsarbeitsministerium übertragen. Renten orientierten sich an der Erwerbsfähigkeit und am erlernten Zivilberuf. Das heißt, Teilhabe und sozialer Statuserhalt waren schon zentrale Maßstäbe der Weimarer Kriegsopferversorgung.

1922 bestimmte das Kriegspersonenschädengesetz, dass auch Zivilgeschädigte und deren Hinterbliebene nach dem Reichsversorgungsgesetz (RVG) Leistungen erhielten. Arbeitsmarktpolitisch sorgte ein Schwerbeschädigtengesetz dafür, dass 2 Prozent der Stellen mit Schwerbeschädigten (mehr als 50 Prozent Erwerbsminderung) zu besetzen waren. Bei gleicher Qualifikation musste eine versehrte Person vorrangig eingestellt werden (Gesetz über die Beschäftigung Schwerbeschädigter 1920).

Das massenhafte Leid nach dem Ersten Weltkrieg führte in der frühen Weimarer Republik zur Schaffung moderner Regelungen im sozialen Entschädigungsrecht, deren Grundzüge und Webfehler teilweise bis heute in unserem Sozialrecht zu erkennen sind. Das Grundprinzip war, die behinderungsbedingte Minderung der Erwerbsfähigkeit auszugleichen und die Teilhabe der Versehrten an Arbeit und gesellschaftlichem Leben, ihre Reintegration, zu ermöglichen.

Allerdings half dieser an sich moderne Ansatz der Teilhabeförderung nicht in Bezug auf die prinzipiellen Fragestellungen des erlittenen Leids. Der Unsinn des Krieges, die erfahrene Enttäuschung, der Zusammenbruch und die vielen erlebten Nachteile sowie die sukzessiven Leistungsreduktionen und Einschränkungen durch die wirtschaftlichen Probleme in der Weimarer Zeit belasteten die Betroffenen stark und machten sie in den »Roaring Twenties« zu lebenden Mahnmalen gegen die Absurdität des Krieges. Szenen wie in den Bildern von George Grosz oder Otto Dix zeigen sarkastisch die Allgegenwärtigkeit der »Kriegskrüppel« genauso wie ihre Isolierung. Noch während des Ersten Weltkriegs schrieb Otto Dix (zit. nach Schubert 2006, S. 293):

> *»Wenn aber einmal der Krieg zu Ende sein wird und der Invalide mit seiner Uniform die sichtbare Legitimation seines Kriegsunglücks auszieht, dann wird die breite Masse, die schnell entflammt ist und ebenso schnell vergisst, nur die Widerwärtigkeit sehen, die der*

> *Anblick eines Kriegsverletzten darbietet, und mancher bewunderte und bemitleidete Held wird zum lästigen Krüppel.«*

Dazu führt Schubert aus (2006, S. 294):

> *»Historische Recherchen haben ergeben, dass im Gegensatz zu Frankreich in Deutschland nach 1918, in der 1. Republik, die Kriegskrüppel jedoch keineswegs die Achtung empfingen, die sie natürlich und logisch verdient haben; im Gegenteil: es kam zu einer Missachtung und Abwertung derselben, offenbar weil sie die ohnehin unerträgliche Niederlage in diesem ›großen Krieg‹ zusätzlich sichtbar erinnerten und als Menetekel der Gesellschaft vor Augen standen, als Bettler auf dem Pflaster saßen oder nachts mit dem Klappern ihrer Holzbeine hörbar waren. Der deformierte Leib des Krüppels konnte zur Metapher für den schwerverletzten Kriegskörper des deutschen Volkes werden. In der Öffentlichkeit und durch öffentliche Kreise wurden sie aber nicht, wie in Frankreich, in ein heilendes Licht gestellt oder als ›Helden‹ gefeiert, sondern paradoxerweise ein (latentes), ›grundsätzliches Misstrauen der Bevölkerung gegen Kriegsbeschädigte‹ (S. Kienitz) sogar eher geschürt.«*

Der Theologe Adolph Sell schrieb in »Das Seelenleben unserer Kriegsbeschädigten« (1916), dass die sozial ausgegrenzten Kriegsversehrten nicht nur als lästige Krüppel, sondern als unmännliche Versager, als Schmarotzer und Parasiten denunziert worden seien. Der Maler Max Beckmann war selbst Sanitäter im Ersten Weltkrieg und zeichnete schon 1914

Schwerverwundete. Die Erlebnisse aus dem Ersten Weltkrieg prägten eine ganze Künstlergeneration des Realismus (neue Sachlichkeit, Verismus) in Deutschland. Das hier expressiv zum Ausdruck kommende Leid des Einzelnen und der Verlust von Lebensperspektiven durch einen unsinnigen Krieg, verbunden mit Ausgrenzung und Stigmatisierung, spricht uns auch heute direkt an: Das völlige Scheitern des jetzt zu Ende gegangenen Kriegs in Afghanistan, die Reaktionen der Angehörigen der dort gefallenen deutschen Soldaten, das Leid der im Einsatz Traumatisierten und ihrer Familien lassen uns auch hier und heute erahnen, was es heißt, wenn sich zu all den erlebten Einschränkungen, zu all dem durchgemachten Leid und Schrecken die Sinnfrage »Wofür?« und damit die Frage nach Anerkennung und Respekt aufdrängt.

Es waren die wirtschaftlichen Krisen mit der Hyperinflation und schließlich die Weltwirtschaftskrise von 1929, die zu immer stärkeren Leistungskürzungen führten, die viele Kriegsversehrte des Ersten Weltkriegs in prekäre Lebenssituationen brachten. Aber es waren auch die Erkenntnis der Sinnlosigkeit des Opfers, des individuellen Leids, und die Einsamkeit, die erlebte Ausgrenzung und gefühlte Scham, die die Kriegsversehrten belasteten. Diese Not und Stimmungslage adressierten die Nationalsozialisten früh. Sie machten nicht nur die Leistungseinschränkungen rückgängig, sondern stilisierten die Kriegsversehrten zu »Ehrenbürgern der Nation«, stellten ihr Opfer für Deutschland in den Mittelpunkt der ideologischen Remilitarisierung und Vorbereitung eines Kriegs.

Indem der Friedensschluss von Versailles als Ungerechtigkeit gegenüber dem deutschen Volk dargestellt wurde, konnten die Opfer des Kriegs, die in der Niederlage um ihren Lohn für ihren Einsatz betrogen wurden, nun als heldenhafte Vorbilder für neue Taten stilisiert werden. Nicht das bemitleidenswerte zivile Leben dieser Betroffenen, sondern das Ausmaß des Opfers für das Vaterland sollte z. B. durch Massenveranstaltungen für die Kriegsversehrten und die Gründung einer nationalsozialistischen Versehrtenorganisation deutlich gemacht werden. In Ulm wurde am 24. September 1934 der zweite Schwäbische Kriegsopfer-Ehrentag mit Zigtausenden Teilnehmenden und einer militärischen Machtdemonstration abgehalten. Ein zeitgenössischer Pressebericht verweist auf eine Stadtgesellschaft, die sich verbunden fühlte mit den Herrschern, die überzeugt war, für die richtige Sache zu stehen, und die Hoffnung hatte, selbst den Beistand der Engel und höherer Mächte zu haben, wenn es angeblich darum ging, endlich für Deutschlands Gerechtigkeit, für die Wiederherstellung der Armee, für Deutschlands Größe und Ehre zu kämpfen.

Im Jahr der Aufstellung der Michaelsfigur hatte sich am 22. April 1934 aber auch eine Bekenntnisgemeinschaft aus Pfarrern, Notbund, freien Synoden und den Bischöfen der Landeskirchen, August Marahrens (Hannover), Hans Meiser (Bayern) und Theophil Wurm (Württemberg), in der »Ulmer Erklärung« gegen die Vereinnahmung der evangelischen Kirche durch die Nationalsozialisten gewandt. Diese Ulmer Erklärung markiert den Beginn der bekennenden Kirche. Der bayerische Bischof Hans Meiser:

> *»Um der dauernden Gefährdung des Bekenntnisses willen stellen wir uns […] dar als eine Einheit, die durch die Kraft Gottes treu zum Bekenntnis zu stehen gedenkt,*

obschon wir damit rechnen müssen, dass uns dadurch viel Not erwachsen wird« (zit nach: Stadt Ulm 2009: »75 Jahre Ulmer Bekenntnistag«).

Bis zuletzt war zwischen 1922 und 1934 um das Aufstellen der Michaelsfigur nach dem 1922 preisgekrönten Entwurf als Gedenkort für den Ersten Weltkrieg im Kirchengemeinderat der Münstergemeinde gestritten worden. In der Berichterstattung nach der Aufstellung der Figur am 5. August 1934, am Tag der Garnison, dem »Jubiläum« des Beginns des Ersten Weltkriegs, zeigten sich die lokalen Nationalsozialisten enttäuscht, dass ihr wesentlicher Einfluss und ihre Verdienste im Hinblick auf die endgültige Realisierung des Denkmals bei der Feier im Münster nicht gebührend erwähnt wurden.

Die 1933 beabsichtigte Einweihung am 15. Oktober desselben Jahres war aufgrund des ausdrücklichen Wunsches mehrerer Truppenteile auf das Folgejahr verschoben worden. Als neue Terminierung hatte man sich auf den 5. August 1934 geeinigt, wobei dieser Tag der nächstfolgende Sonntag des 20. Jahrestags der Mobilmachung für den Ersten Weltkrieg darstellte. Ralf Manhalter (2020, S. 10), welcher die Ehrenmale für Gefallene des Ersten Weltkriegs in Ulm und Neu-Ulm verglichen hat, schreibt über die Einweihung des Denkmals:

»Der in diesem Zusammenhang begangene ›Tag der Garnison‹, welcher die Feierlichkeiten zur Einweihung des Münsterdenkmals rahmen sollte, erfuhr durch den Tod des Reichspräsidenten Hindenburg, drei Tage zuvor, einen grundlegend anderen Charakter. Nach einem Festgottesdienst und einer Trauerkundgebung konnte schließlich das

Denkmal an der ursprünglich vorgesehenen Stelle am Bogen unter der Orgel der Öffentlichkeit übergeben werden. Doch nicht mehr der ursprüngliche Entwurf Wetzels aus den 20er Jahren, die tatsächlich noch engelhafte Züge tragende Michaelsfigur, wurde dem Betrachter präsentiert; vielmehr starrte nun eine vom Künstler selbst abgewandelte, dem Zeitgeist entsprechende Form eines waffenbewehrten Kriegers in das Kirchenschiff.«

Es folgen zeitgenössische Presseberichte zur Aufstellung der Michaelisfigur 1934 im Ulmer Münster.[7]

Dem Andenken der toten Krieger

Das Gedächtnismal im Münster

Das Münsterkriegsmal, das am kommenden Sonntag, dem Tag der Garnison, in einem Festakt der Oeffentlichkeit übergeben wird, geht zurück auf einen unter den württ. Baukünstlern veranstalteten Wettbewerb vor ca. 12 Jahren, aus dem der Entwurf des Architekten Professor Wetzel-Stuttgart, des derzeitigen Rektors der Technischen Hochschule, und von Professor Janssen zur Ausführung bestimmt wurde. Dem Preisgericht gehörte Geheimrat Dr. Theodor Fischer an.

Es ist in Ulm genügend bekannt, daß das Denkmal aus den schon seit vielen Jahren im Münster hängenden Messingschildern der Truppenteile der Garnison und einem im Modell aufgehängten, in Messing getriebenen, gedachten St. Michael als bogenfüllende Figur besteht, daß aber für die Unterbringung des Denkmals schon mehrere probeweise Hängeversuche unter der Orgel und im südlichen Schiff vorgenommen wurden, bei denen aber nie eine Einigung erzielt wurde. Es ist nun im Verlauf des letzten Jahres unter der maßgebenden Leitung des Kulturkampfbund-Leiters und heimischen Architekten R. Kraus gelungen, auf einer neuen Grundlage ein einstimmiges Einverständnis aller Beteiligten, der militärischen Verbände als Stifter, der beiden Künstler, der evangel. Gesamt-Kirchengemeinde, der Münsterbauverwaltung und der Münsterbaukommission zu erzielen.

Die Ausgestaltung

Der neue Gedanke beruht auf einer sinngemäßen Ausgestaltung eines schon früher geäußerten Vorschlags, die westliche Halle des nördlichen Seitenschiffs in eine räumlich abschließbare, durch das nördliche Westportal vom Münsterplatz aus zugängliche Gedächtnishalle umzuwandeln. Zu diesem Zwecke wird der Bogen nach dem Seitenschiff zu von der Capitalhöhe aufwärts geschlossen und hier die wesentlich umgestaltete, messinggetriebene Michaelsfigur mit der Schauseite nach dem Gedächtnisraum in der ursprünglichen Anordnung angebracht. Der untere Teil des Bogens wird durch ein einfaches Gitter gegen das Seitenschiff hin verschließbar, wie auch der kleine Bogen nach der Mittelhalle einen Gitterabschluß erhält. Der Zusammenhang des Raumes mit dem Münster selbst ist durch diese Durchblicksmöglichkeit hinreichend gewahrt. Der Abschluß ist ausreichend genug, um die für einen solchen Gedächtnisraum unbedingt erforderliche Möglichkeit stiller Sammlung und Ruhe zu ermöglichen. Die Wände zu den Seiten der Bogenfigur als Träger der Erinnerungsschilder ergeben schon durch das Material einen klaren und starken Zusammenklang mit der Figur.

In der Mitte des Raumes sollen in einem Gedächtnisschrein die Erinnerungsbücher der Truppenteile mit den Namen ihrer Gefallenen verwahrt werden. Die Wände werden einen bedeutungsvollen tief ernsten Schmuck durch die Unterbringung der alten Fahnen der Garnison erhalten. Soweit sie nicht beigebracht werden können, werden sie durch Nachbildungen ersetzt werden.

So entsteht hier ein würdiger Raum, der mitten im Getriebe der Stadt zu jeder Stunde den Angehörigen der unvergeßlichen Toten Augenblicke weihevoller Erinnerungen ermöglicht, ohne bei gewissen Anläßen den inneren Zusammenhang mit feierlichen Aufstellungen auf dem Münsterplatz einerseits, oder mit kirchlichen Feiern im Münster andererseits unmöglich zu machen, in welch letzterem Falle das Gitter nach dem Münster geöffnet wird. Mit der Weihe des Kriegergedächtnismales am nächsten Sonntag wird die Verwirklichung eines schönen Gedankens wahr, dem die evang. Gesamt-Kirchengemeinde und die Münsterbauverwaltung für die bauliche Anpassung des Raums an seinen neuen Zweck weitgehendste Unterstützung auch in materieller Beziehung angedeihen ließ.

Der Platz des Münsterehrenmals

Im Einvernehmen mit den maßgebenden Stellen teilen wir mit, daß unser gestern erschienener Bericht ein früheres Stadium der Denkmalsentwicklung berührt und daß nunmehr die Figur des Erzengels Michael im Bogen unter der Orgel aufgehängt wird, während die Schilde der einzelnen Formationen mit den Fahnen der Regimenter in der Turmhalle untergebracht werden. Etwa in der Mitte der Turmhalle werden die Totenbücher in einer kupfernen Kapsel verschlossen mit einer großen Steinplatte abgedeckt für kommende Geschlechter verwahrt.

7 Ich danke Herrn Wettengel, dem Leiter des Stadtarchivs Ulm, Frau Schmidt und Herrn Grotz vom Stadtarchiv, dass sie mir die entsprechenden Unterlagen zur Verfügung gestellt haben.

Heldennamen werden verewigt!

Feierliche Versenkung der Totenlisten im Münster

Am Donnerstag vormittag wurde im Münster der kupferne Schrein mit den Namen der vielen tausend Toten des Weltkrieges, die einstens aus der Garnisonsstadt Ulm in das große Weltringen auszogen, und eine künstlerisch gestaltete Urkunde in der Turmhalle des Münsters versenkt und mit einer riesigen Steinplatte überdeckt. Dem feierlichen Akt wohnten Gauinspekteur Maier, Oberbürgermeister Foerster, Polizeidirektor Dreher, Oberst Hahn, mehrere Vertreter des Denkmalausschusses zum Tag der Garnison und der Behörden, Offiziere des alten und des neuen Heeres und eine große Zahl der Ulmer Bevölkerung bei. Die Glocken läuteten ins Land, sie kündeten vom Heimgang unseres allverehrten Generalfeldmarschalls von Hindenburg, der nun auch zu den Helden des großen Weltkriegs eingegangen ist.

Dekan Kappus hielt die Weiherede: Deutsche Volksgenossen! Das Geläute war angeordnet zur Erinnerung an den 1. Mobilmachungstag vor 20 Jahren und wurde nunmehr zum Trauergeläute für unseren Reichspräsidenten von Hindenburg. Wir werden anschließend eine kurze Andacht für den großen Helden im Kirchenraum unseres Münsters abhalten.

Wenn wir nun aber an dieser Stätte stehen, so blicken wir in ein Grab, in dem die Namen von 27512 gefallenen Helden verzeichnet sind, die alle einstens von Ulm in den großen Kampf auszogen. Wer irgend draußen dieses Völkerringen miterlebte, wird sich nun im Geiste an eines der vielen Gräber eines guten Kameraden versetzt fühlen und wie einstens auch heute der schwer getroffenen Hinterbliebenen gedenken.

Wir stehen aber in dieser Stunde nicht nur in leidvollem Erinnern vor dieser Gruft, sondern wir empfinden auch tiefen und heißen Dank für das größte Opfer ihres Lebens, das sie für uns brachten. Wir stehen aber auch mit Dank vor dem ewigen Gott, der solche Opfer nicht vergeblich sein ließ und dem deutschen Volke den Glauben wieder schenkte durch den Mann, den er uns als Führer erweckte, durch Reichskanzler Adolf Hitler. Es ist wohl ein schmerzliches Gedenken in dieser Stunde und doch zugleich auch ein freudiges Aufrichten derer, die den Namen deutschen Wesens tragen. Der Dank der lebenden Geschlechter aber an die toten Helden sei die deutsche Tat.

Nach den erhebenden Worten sammelten sich alle Anwesenden zu einem Trauergedächtnis für Reichspräsident von Hindenburg.

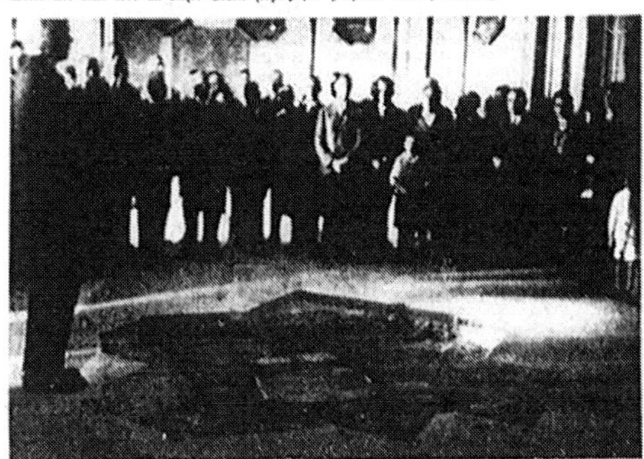

Der kupferne Schrein wird in der Turmhalle des Münsters versenkt

Inhalt der Ehrenurkunde

Im Jahre nach Christi Geburt Eintausend Neunhundert und im vierunddreißigsten, am 5. Tage des Monats August, an dem einst vor 20 Jahren die Ulmer Truppen in den großen Weltkrieg zogen, sind über 30 000 ehemalige Soldaten der Garnison Ulm hier zusammengekommen. Sie haben ein Ehrenmal geweiht, ihren auf dem Felde der Ehre gebliebenen 23 000 Kameraden, die einst mit ihnen aus Ulm ausgezogen sind.

Das Ehrenmal ist eine aus Messing getriebene 6 Meter hohe Figur des Erzengels Michael, hergestellt nach dem Entwurf des Professors Heinz Wetzel in Stuttgart. Umgeben ist das Ehrenmal von den Schilden der einzelnen Truppenteile, welche die Zahl der Gefallenen verzeichnen. Geschaffen sind Ehrenmal und Schilde von Professor Ulfert-Janssen, Stuttgart.

Den Toten danken Worte nicht   einzig die Tat

Dem ruhmreichen Gedenken nachfolgender Truppenteile ist das Ehrenmal geweiht, das in der Turmhalle unseres altehrwürdigen Münsters zur Aufstellung gelangt ist.

Inf. Regt. Kaiser Wilh. Kg. v. Preußen, 2. Württbg. Nr. 120, Grenad. Regt. König Karl, 5. Württ. Nr. 123, 9. Württ. Inf. Regt. Nr. 127, Ulanen Regt. König Karl 1. Württ. Nr. 19, Feld-Art. Regt. König Karl 1. Württ. Nr. 13, 3. Württ. Feld-Art. Regt. Nr. 49, Hohenzollerisches Fußart. Regt. Nr. 13/24, Württ. Pionier-Batl. 13, Inf. Regt. Nr. 414, Inf. Regt. 479, Feld-Art. Regt. Nr. 281, Res. Feld-Art. Regt. Nr. 26, Res. Feld-Art. Regt. Nr. 27, Feld-Art. Regt. Nr. 116, Res. Inf. Regt. Nr. 247, Landwehr Inf. Regt. 122, 123, 124, 125, Landwehr Art. Regt. 1 und 2, Landsturm Inf. Regt. Nr. 13, Stab der 27. Inf. Division.

Sodann wurden die Totenbücher mit den Namen der Gefallenen in diese Truhe gelegt, sowie die Geschichtsdarstellungen der einzelnen Truppenteile, welche bis zum heutigen Tage im Druck erschienen sind.

Zum Zeugnis aber dafür, daß dies alles, wie beschrieben, sich vollogen hat, ist das Siegel der alten Reichsfestung Ulm an diese Urkunde angehängt worden.

Wir treten zum Beten …

Für die Helden des Weltkriegs und den Retter des Vaterlands

Ein Totengedenktag der Garnison Ulm

Unser Gruß!

Den Frontsoldaten zum Willkommen

Der Gauinspekteur

Der Tag der Garnison Ulm dient dem Zusammenfinden der Lebenden und dem Gedächtnis der toten Kameraden. Uns alle aber eint das Kriegserlebnis als furchtbarstes und zugleich fruchtbarstes Geschehen. Das Liegen in den Schützengräben, das Ausharren im feindlichen Feuerorkan, das Vorstürmen im Toben der Schlacht ist kein flüchtiges Ereignis, kein schlechtes Leiden und Dulden gewesen, wie es uns liberale Schwäche und mammonistische Haltung vormachen wollte. Das Kriegserlebnis hat den Menschen umgewandelt, hat sein gesamtes Fühlen und Denken in Richtung des Harten und Heroischen gelenkt. Mochte auch die Saat dieses Krieges für die Witwen und Waisen, für die vielen Schwerverletzten und Verstümmelten eine Tränensaat sein. Herrlich aufgegangen ist der Glaube an die Allgewalt des Vaterlandes, an den furchtlosen Einsatz, an die allesbeherrschende Idee.

Wenn gerade wir in Ulm Anlaß haben, den Tag der Garnison mit besonderer Hingebung zu feiern, so, weil Ulm in Friedenszeiten eine der bedeutendsten Soldatenstädte und die Ulmer Division samt den vielen Kriegs-Truppenteilen zu den berühmtesten Kämpfern der Westfront gehört haben. Zahllos sind die Anerkennungen, die wir von den höchsten Kommandostellen und — vom Feindesmund geerntet haben. Erschütternd sind unsere Verlustzahlen. „Furchtlos und treu" haben wir den württembergischen Wahlspruch in vorbildlicher Weise erfüllt.

Noch ein Drittes bleibt zu würdigen. Die Heldensaat des Krieges wäre unvollkommen gewesen, wenn sie sich mit dem rein Soldatischen erschöpft hätte. Die politische Willensherauskehrung des Nationalsozialismus fußt auf dem Soldatischen, der Heroismus hat sich zum politischen Einsatz erweitert. Der Glaube Adolf Hitlers konnte nur verkündet werden, weil Tausende vorher Disziplin, Hingabe, Treue, Kühnheit und letztes Aufbäumen an sich erprobt hatten. Die Geburt der neuen Weltanschauung und ihre machtpolitische Durchdringung ist der Schlachtfelder des großen Krieges, so, wie er von den Besten schon inmitten des großen Sterbens verkündet und vorausgeahnt wurde. In Ulm aber, der alten Soldatenstadt, ist der Nationalsozialismus besonders fest gegründet in den Herzen einer Bevölkerung, in die soldatische Werte seit langem geflossen und die soldatisch zu empfinden gelernt hat.

So grüße ich zum Tage der Garnison Ulm meine alten Kameraden als Wegbereiter unserer herrlichen Weltanschauung und danke ihnen für ihr treues Aushalten, daß sie uns ermöglicht haben, das Dritte Reich in einer Festigkeit zu gründen, daß es die Jahrhunderte überdauern wird. Dank euch Kameraden für euer tapferes Kämpfen, für euer nimmermüdes Aushalten, für euer gläubiges Hoffen! Der Nationalsozialismus weiß unsere Toten zu würdigen, ist doch auch er nur durch den Kampf groß geworden und wird er sich nur durch den Kampf erhalten.

Willkommen in Ulm, ihr alten Soldaten und Helden!

Heil Hitler!

Eugen Maier, M.d.R.
Kreisleiter und Gauinspekteur.

Der Oberbürgermeister

Am Sonntag, den 5. August, sammeln sich die alten Soldaten unserer Stadt, um ihren im Weltkrieg gebliebenen Kameraden ein würdiges Ehrenmal zu setzen. Der Tag wird viele Kameraden nach langen Jahren der Trennung wieder im alten Frontgeist zusammenführen.

Die Freude des Wiedersehens wird beschattet von der tiefen Trauer, in die uns alten Soldaten der Verlust unseres Führers im Weltkrieg, unseres Generalfeldmarschalls von Hindenburg, versetzt hat. Im Geiste aber wird der Generalfeldmarschall unter seinen Soldaten weilen und im Gedenken an ihn wird der Tag der Ulmer Garnison eine noch höhere Weihe erhalten.

Im Namen der Stadt grüße ich alle, die einst von hier auszogen, um im Kampfe für Deutschlands Ehre und Freiheit den Grundstein zu legen für das geeinte, starke, deutsche Reich Adolf Hitlers!

Oberbürgermeister Foerster.

Der Festungskommandant

In ernster Trauerzeit grüßt die junge Wehrmacht des Standorts Ulm die Soldaten der alten Armee, die sich am 5. August in den Mauern ihrer alten Garnison versammeln.

Der ehrwürdige Herr Reichspräsident, der bisherige Oberbefehlshaber der deutschen Wehrmacht, Generalfeldmarschall von Hindenburg, ist nach einem schon historisch gewordenen langen Leben der treuesten Pflichterfüllung zur Großen Armee abberufen worden. An Stelle der Wiedersehensfeier am 5. August begeht der Standort Ulm nun einen Trauer- und Gedenktag.

Der verewigte Generalfeldmarschall, der junge Offizier der Einigungskriege 1866 und 1870/71 und große Führer im Weltkriege, verkörperte in seiner Person die beste Tradition der Wehrmacht. Im gleichen Sinn und in seinem Geist bewahren die heutigen Ulmer Truppenteile mit Stolz die Überlieferung der alten Ulmer Regimenter und Bataillone, aufbauend auf Leistung und Opfer jener Veteranen des großen Krieges. Wenn am 5. August bei der Feier auf dem Münsterplatz die alten ruhmreichen Feldzeichen von einer Fahnenkompanie geleitet und von Soldaten der jungen Wehrmacht getragen werden, wird die Verbundenheit zwischen der Überlieferung der alten Armee und dem Geist des neuen Heeres sinnfällig in Erscheinung treten.

Rückblickend im Gedenken an die Toten des Weltkrieges, an den verewigten Feldmarschall und die Kameraden von einst, vorwärtsschreitend in Arbeit und Pflichterfüllung — so begeht die Wehrmacht den Gedenktag des Kriegsausbruchs 1914. So nehmen die Truppenteile des Standorts Ulm kameradschaftlich teil am Erinnerungstreffen der alten Ulmer Regimenter und Bataillone.

Hahn
Oberst und Kommandant der Festung Ulm.

Vom Fronterlebnis zum Nationalsozialismus

Die Durchbruchsschlacht der Volksgemeinschaft

Soldatengeist und deutsche Revolution

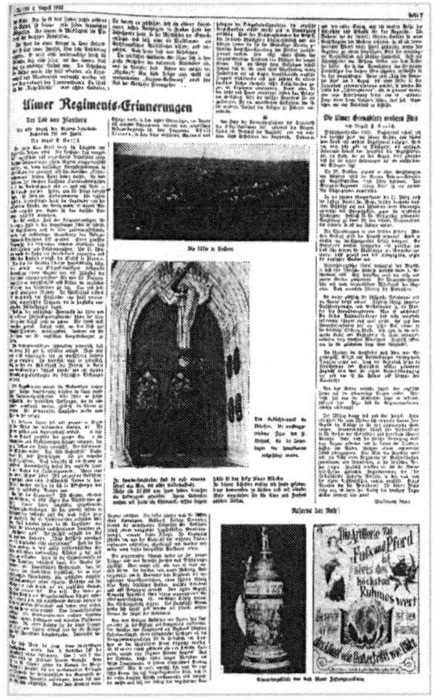

Ulmer Regiments-Erinnerungen

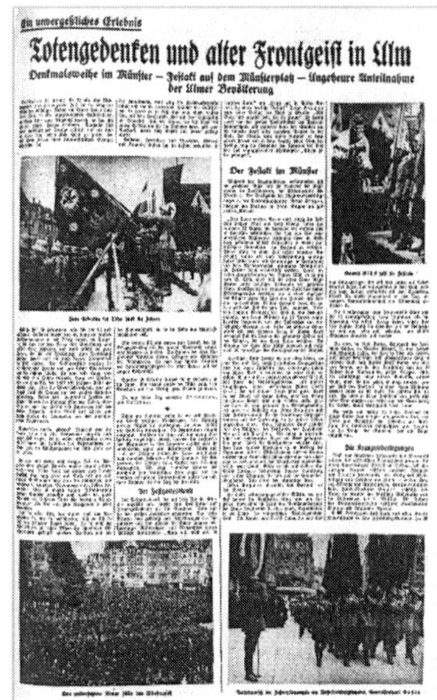

Ein unvergeßliches Erlebnis

Totengedenken und alter Frontgeist in Ulm

Denkmalsweihe im Münster – Festakt auf dem Münsterplatz – Ungeheure Anteilnahme der Ulmer Bevölkerung

Der Festakt im Münster

Ehrungen für körperlich Versehrte

Am 24. September 1934, am Wochenende vor Sankt Michaelis, fand in der Münsterstadt Ulm der zweite Schwäbische Kriegsopfer-Ehrentag statt. In einem zeitgenössischen Pressebericht heißt es:

> *»Ihr seid die ersten Bürger der Nation! Der Ehrentag der schwäbischen Kriegsopfer. Ulms größte Kundgebung. 80.000 Teilnehmer begrüßen den Reichskriegsopferführer.«*

Es gab eine militärische Machtdemonstration mit einem »Kriegsspiel für Erwachsene«, einen Zapfenstreich sowie einen Kameradschaftsabend im Saalbau und ein Schaugefecht der Reichswehr (»eine Stunde der Wehrmacht für die Kriegsopfer«). Kraftfahrdienste brachten 4.000 schwer Kriegsbeschädigte zu der Versammlung.

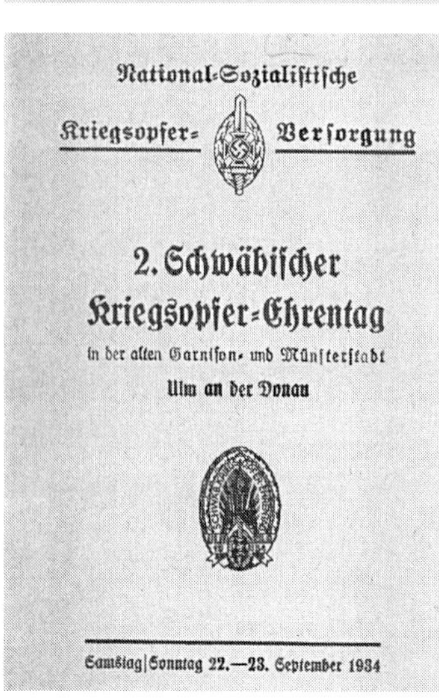

National-Sozialistische
Kriegsopfer-Versorgung

2. Schwäbischer
Kriegsopfer-Ehrentag
in der alten Garnison- und Münsterstadt
Ulm an der Donau

Samstag|Sonntag 22.—23. September 1934

Programm
des zweiten Schwäbischen
Kriegsopfer-Ehrentags
und Medaille

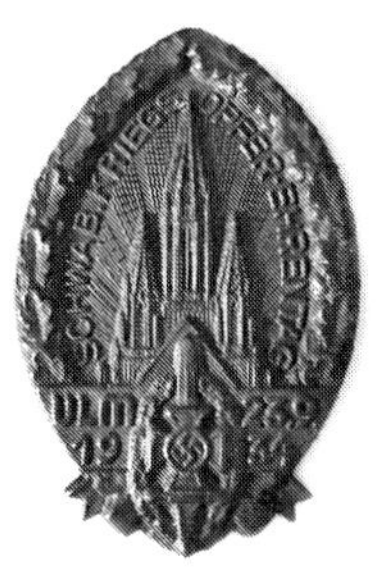

Deutscher Mann
hast Du die Zeit
erkannt, kauf
Dein Brot beim
Bäcker stets aus
erster Hand.

Bäcker-Innung Ulm

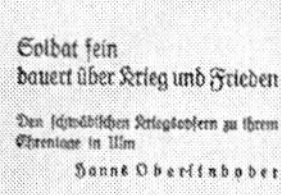

Soldat sein
dauert über Krieg und Frieden

Den schwäbischen Kriegsopfern zu ihrem
Ehrentage in Ulm

Hanns Oberlindober

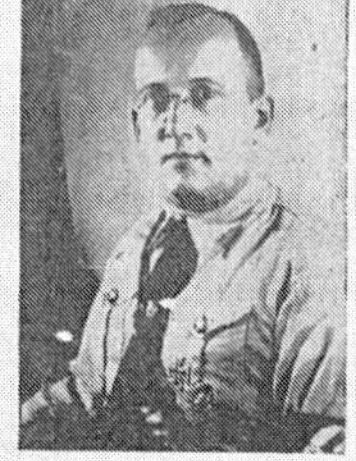

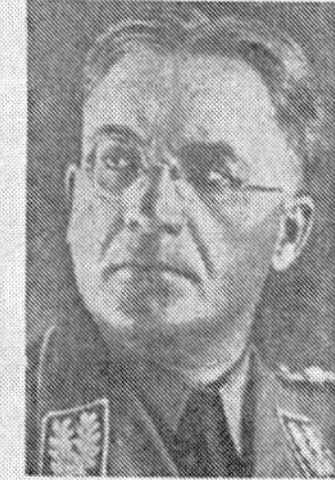

Der Reichsstatthalter
von Württemberg

Wer bereit war, für den Bestand der Nation mit Leib und Leben sich einzusetzen und wer im Kampfe um die Existenz des Volkes Opfer gebracht hat, muß der unauslöschlichen Dankbarkeit des Volkes sicher sein.

Murr.

3

Die Neu-Ulmer Brauereien und Gaststätten heißen die **Kriegsopfer** in ihrer Stadt

herzlich willkommen

und empfehlen ihre

bekannt guten Biere,
reellen Weine und
gutbürgerliche Küche
bei mäßigen Preisen

in folgenden Lokalen:

Bürger- und Engelbräu, Depot Neu-Ulm,
Löwenbrauerei, Ludwig Sammeth,
Maxlbräu, Max Jahle,
Weizenbrauerei, Max Röhrl, Wtw.,
Batscheider, z. Krone, Neu-Ulm
Broy Erich, Augsburger Hof, "
Butz Franz, z. Bräustüble, "
Denzel Otto, z. Bierhalle, "
Diehl Otto, z. Schützen, "
Fleck Alois, Münchner Hof, "
Glöckler Gottfr., Bayr. Hof, "
Grumt Max, Deutsches Haus, "
Hörmann Andreas, z. Preziosa, "
Holl Anton, Löwenbräu, "
Holl Maria, z. Schiff, "
Hugger Otto, Café Fromm, "
Jöchle August, z. Letzten Heller, "
Keller Josef, z. Rose, "
Kortler, z. Prinz Karl, "
Laible Hans, Prinz Arnulf, "
Laur Otto, Konzertsaal, "
Mayer Xaver, Stadt Lindau, "
Miller Konrad, Fränk. Hof, "
Müller Josef, Schießhaus, "
Noll Wtw., z. Bavaria, "
Ratzinger Xaver, z. Waldeck, "
Reinhardt Wtw., Bahnhofhotel "
Schlosser Maria, z. Grüner Baum "
Schumacher Johannes "
Wacker Karl, Christl. Hospiz, "
Wohlhöfler Adalbert, Bad Wolf, "
Battram, z. Adler, Ludwigsfeld
Honold Jakob, Schwaighofen,
Mader Jakob, z. Post, "

4

Namens der Stadt heiße ich die Kriegsopfer an ihrem Ehrentag auf das Herzlichste willkommen! Vor kurzem waren es 20 Jahre, daß unsere Ulmer Regimenter hinaus an die Front zogen. Inmitten der großen heiligen Gemeinschaft der Frontkämpfer vergossen sie dort 4 Jahre lang ihr Blut, auf daß das Schild der deutschen Ehre fleckenlos und die geliebte Heimat vom Feinde unversehrt bliebe. Wie die alte Garnisonstadt Ulm mit Stolz auf diese ihre Kämpfer blickt, so grüßt sie auch in Ehrfurcht und Dankbarkeit die Kriegsopfer, die sich in Ulm in alter Kameradschaft die Hände reichen und nimmt von Herzen teil an der Frontgemeinschaft, die sie alle umschließt.

Heil Hitler!

Oberbürgermeister Foerster.

*

Den Schwerkriegsverletzten zum Willkommen!

Meine Kameraden! Im Gedenken an den Weltkrieg als unser größtes und furchtbarstes Erlebnis rufe ich euch in Ulm ein herzliches Willkommen zu. Ihr seid es, die damals in höchster Bereitschaft und mit nie gekannter Freude euer Bestes dem Vaterland zum Opfer gebracht haben. Niemand weiß das höher zu schätzen als wir, eure alten Kameraden. Jeder von euch ist damit ein lebendiges Vorbild für die junge Generation geworden, sich überall da, wo es nötig ist und wo das Vaterland es befiehlt ohne Rücksicht auf die eigene Person einzusetzen.

Wir Nationalsozialisten der alten Garnisonstadt Ulm sagen euch dafür herzlichen Dank. Seid ihr doch auch mit eurem Opfer Wegbereiter des Dritten Reiches geworden, indem ihr zeigtet und bewieset, daß niemals eine große Idee leben und sich durchsetzen kann, ohne den Einsatz der ganzen Persönlichkeit, ohne daß Pflichterfüllung im Dienste des Volkes höher gestellt wird als das Leben. Nur dadurch, daß die alten Kämpfer euren Frontgeist zu dem ihrigen machten, ist die nationalsozialistische Idee durchgedrungen. Das wird euch nie vergessen sein.

Heil Hitler!

gez.: **Eugen Maier, M. d. R.**
Kreisleiter und Gauinspekteur.

5

Ordensspangen
alle Ordensbänder
Parteiamtl. Abzeichen
(Ulmer Andenken)
bei *Albert Winter,*
Neu-Ulm, Hindenburgstraße 28

Moritz Vogel, Ulm a. D.
christl. deutsches Geschäft
liefert vorteilhaft und gut
Haus- und Küchengeräte
Werkzeuge für jedes Handwerk
Artikel für Land- u. Forstwirtschaft
Öfen, Herde, Waschkessel

Hotel z. jungen Hasen
Geschwister Mohr
empfiehlt
Seine Küche Sein Augustiner
Seine Weine Sein Münsterbier

Kaffee Konditorei Hauff
Lange Straße 43, Telefon 3665
Bekannt erstklassige Konditorei
Aufmerksame Bedienung
Bestellung in und außer dem Haus
Parkplatz

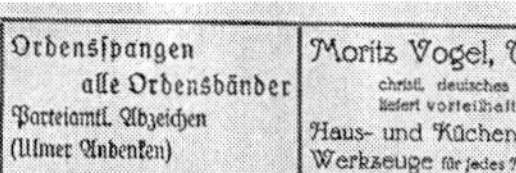

Fest-Abzeichen, Plaketten
Ehren-Ketten
nach eigenem Entwurf
Otto Ehinger
Goldschmiedmeister
Kunstgewerbliche Werkstätte
Ulm an der Donau

Eintopf-Gerichte
„Bavaria"-Dampfkochtopf
WOLLF

Empfindliche Füße?
Tragen Sie
Schneider's Patentschuhe
Bühlers Reformhaus Ulm a. Donau, Deutschhausgasse 14

6

Den schwäbischen Kriegsopfern!

Wir Soldaten der jungen deutschen Wehrmacht grüßen in Ehrfurcht unsere schwäbischen Kameraden, die im Großen Kriege Leben und Gesundheit opferten. Wir — die Waffenträger des im Nationalsozialismus geeinigten Volkes — versprechen, es den braven alten Soldaten gleichzutun, wenn das Vaterland uns ruft zum Schutze seiner Grenzen.

Hahn
Oberst und Kommandant der Festung Ulm.

*

Ehre den Soldaten, die Gut und Blut für ihr Volk eingesetzt haben.

Schwäble,
Führer der SA-Brigade 56

*

Meine Kameraden und Kameradenfrauen!

Wenn wir heute zum erstenmal in unserer altehrwürdigen schwäbischen Garnisonstadt Ulm in treuer, unverbrüchlicher Kameradschaft uns wieder die Hände reichen und die Erinnerungen an das gewaltige Ringen um die Lebensberechtigung unserer Nation in uns lebendig werden, dann wollen wir nicht vergessen, daß nur die wahre und echte Frontkameradschaft uns die Kraft gab, in dieser großen Zeit unsere Pflicht zu erfüllen. Diese Kameradschaft heute zu festigen, sie hinauszutragen und dafür zu sorgen, daß sie Allgemeingut unseres Volkes wird, das soll die Aufgabe sein, die wir Kriegsopfer am heutigen Tag uns stellen. Der echte Frontkameradengeist unseres Führers und Frontkameraden Adolf Hitler soll heute und allezeit die Richtschnur unseres Handelns sein.
In diesem Geiste rufe ich Euch allen meinen Kameraden und Kameradenfrauen zu: Herzlich Willkommen in unserer ehrwürdigen Münster- und Garnisonstadt Ulm!

Bezirksobmann 76 Ulm-Donau
H. Freudenberger.

7

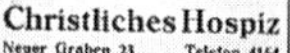

Christliches Hospiz
Neuer Graben 23 Telefon 4154

3 Minuten vom Bahnhof durch die Olgastraße. 80 Zimmer. 100 Betten. Zimmer mit fließendem Wasser und Bad. - Vorzügliche Küche. - Eigene Schlächterei. - Reelle Weine Ulmer und Münchner Biere

Müller & Co.
Haus für Ulm Hirschstr.
Bekleidung und Ausstattung

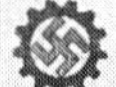

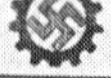

Restaurant Haus der Deutschen Arbeitsfront
Weinhofberg 23 Otto Hengstberger Telefon 2730

Conditorei und Cafe Gindele
Ulm, Langestr. 28
weithin bekanntes Geschäft am Platze, empfiehlt sich in allen Conditorei-Erzeugnissen und ladet zum Besuch ein
Inhaberin J. Vetter Wwe.

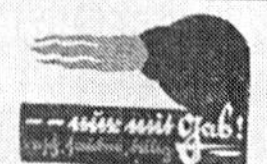

Der ideale Brennstoff für:

Haushalt
Gewerbe
Industrie

Kostenlose Beratung durch das Gaswerk

Telefon 4351

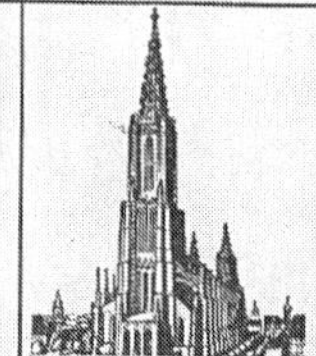

Verein für den Fremdenverkehr
am Hauptwachplatz in nächster Nähe des Münsters
Reisebüro an der 2. Schwäb. Kriegsopfer-Ehrung geöffnet von 9-11 vormittags. Führungen durch die Stadt, Prospekte, Fahrkarten.

8

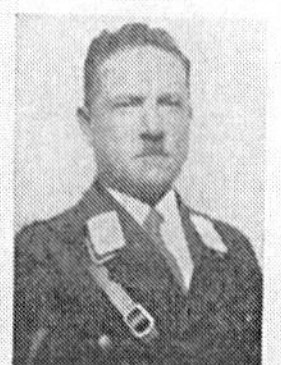

Greß
Gauamtsleiter und Bezirksobmann für Württemberg und Hohenzollern

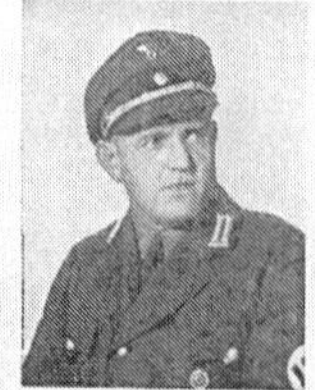

Fink
Gauamtsleiter und Bezirksobmann für Schwaben-Neuburg

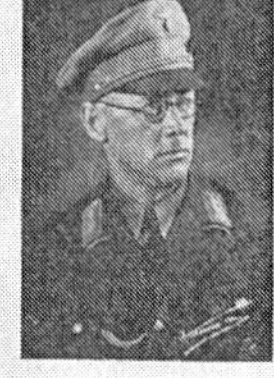

Freudenberger
Bezirksobmann Ulm

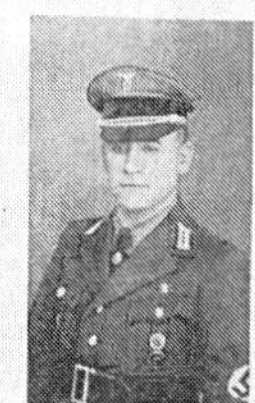

K. Haigis
Bezirksobmann Rottweil

9

30 Jahre
Photo Blumenschein
Hauptwachplatz

Gasthof „Schwarzer Adler"
Ulm-Donau
1a Weine - ff. Biere - gut bürgerliche Küche

SAALBAU ULM
J. E. FRANK

Für den Bezug
sämtlicher künstlicher Düngemittel
hält sich empfohlen
CARL BEISELEN, Ulm a. D.

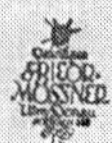

Garnhaus Friedr. Mössner
Das bekannt gute Spezialgeschäft
Sport- und Strumpfwolle
Strümpfe und Socken
Pullover und Trikotwaren

Café Roschmann
hält sich empfohlen
Hirschstraße 3
Ulmer Zuckerbrot

Restaurant zum Fuchs
Karlstr. 14
Gut bürgerliches Haus.
Auswahlreiche Mittags- und Abendkarte

Geräte für Küche und Haus, Garten und Feld
Oefen, Herde, Werkzeuge
billigst in großer Auswahl bei
G. MAUTHE, ROTTENBURG a. N.

Städt. Schießhaus Neu-Ulm Pächter I. Müller
empfiehlt: ff. Biere aus der Brauerei Wagner-Bräu München - Anerkannt gute Küche - Reelle Weine - Schöner großer Garten.

10

Sanität-Brillinger
Tübingen

Gut und billig essen Sie im
„Kronprinz" Frauenstr. 1
mittags und abends Konzerte

Hotel Krone, Bes. A. Schagenhaufl, Tübingen

Das gute Spezialgeschäft für
Strumpf- u. Strickwaren
Tricotagen, Garne
Fischer
am Münsterplatz

Modehaus
Walz
Ulm

THOMAS OESTERLE
ULM A. D., KRAFTSTRASSE 5
KUNSTGLIEDERBAU

11

Pflicht und Sendung der N.S.K.O.V.

Es ist etwas Schönes um die Seele eines Volkes. Da gehen Jahrzehnte, Jahrhunderte von Irrtümern, guten und schlechten Zeiten über ein Volk hinweg, daß es so aussieht, als wären die Geschlechter von ehedem ausgelöscht. Da mag die Zeitenwende scheinbar die Völker gleichmachen, ein Volk bleibt dennoch in seinem Kern, in seinem Wesen von all dem im Großen und Ganzen unberührt, wenn es nur seinen rassischen Bestandteil sich bewahrt hat. Es ist das Schicksal des deutschen Volkes gewesen, um die Behauptung dieser seiner Seele in einer schmerzensreichen Geschichte kämpfen zu müssen. Als das deutsche Volk zum Schutze seiner Grenzen gegen eine Welt von Feinden zu den Waffen eilte, da durchlohte ein Sturm der Begeisterung die deutschen Gaue. Was in der Vorkriegszeit mit ihrem wirtschaftlichen Aufstieg an Undeutschem und an Egoismus um die deutsche Seele gelegt wurde, zersprang in dem Augenblick der gemeinsamen Bedrängnis. Dieser Kern deutscher Art ließ damals ein Volk neu erstehen in Treu und Opferbereitschaft. Beispiellos still und gehorsam sanken 2 Millionen Männer ins Grab, die mit uns über die tausend Schlachtfelder Europas marschiert sind und haben für Deutschland genau so gekämpft und gelitten wie wir, die wir heute ihr Erbe zu verwalten haben. Ihre Gräber liegen in der halben Welt zerstreut, in Flandern, in Polen, an der Somme und in den Meeren der Welt. Sie sind gestorben als Helden, damit wir leben. Sie leben im Gedenken ihrer Frauen und Kinder, ihrer Eltern und Freunde, sie leben fort in den Werkstätten, an jedem Acker, an den Kulturstätten der Nation, denn sie sind gefallen mit der Waffe in der Faust, um ihrem Volk Arbeit, Brot und Kultur zu erhalten. Denkmäler aus Erz und Marmor zeigen unserer Jugend die Stätten, an denen sie gefallen sind und die Ehrenmale, die man ihrer

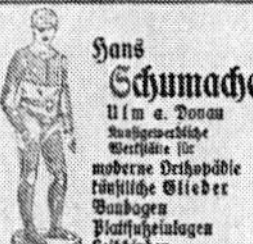

12

Erinnerung geweiht hat. Unsere 2 Millionen gefallener Kameraden sind aber auch eine Verpflichtung für unser Volk und für uns! Viel zu viel ist in den vergangenen Jahren von Rechten und Forderungen gesprochen worden, wo von Pflichten und Leistungen die Rede sein müßte. Denn vor jedem Recht hat die erfüllte Pflicht und und vor jeder Forderung die Leistung voranzugehen. Die schlichten Holzkreuze sind stumme Zeugen erfüllter Pflicht!

Wir aber, die wir das Glück hatten, die Heimat, unser schönes, herrliches Deutschland wiederzusehen, wir wollen den Kameraden, die ihre Glieder und ihre Gesundheit als Opfer auf dem Altar des Vaterlandes darbrachten, treue Kameraden und Sachwalter sein. Den betagten Eltern, den gebeugten Witwen und Waisen wollen wir treue Berater und Tröster sein in den Tagen der Trübsal. Alle, die von den Stürmen des Weltkrieges gebeugt und gebrochen sind, sollen wissen, daß es noch Männer und Kameraden gibt, die es sich zur Lebensaufgabe gemacht haben, das Erbe der Toten so zu verwalten, daß wir einmal vor ihnen bestehen können. Am heutigen 2. Kriegsopferehrentag der Schwaben wollen wir uns um unsere Standarten und Fahnen scharen, und vor die Toten treten und sagen:

Wir haben unsere Pflicht getan. Deutschland lebt!

Der Gauamtsleiter des Amtes für Kriegsopferversorgung Württemberg und Hohenzollern:
Greß, Standartenführer.

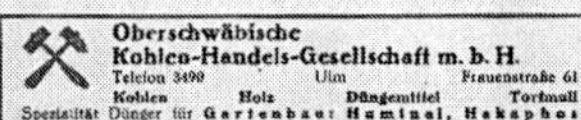

13

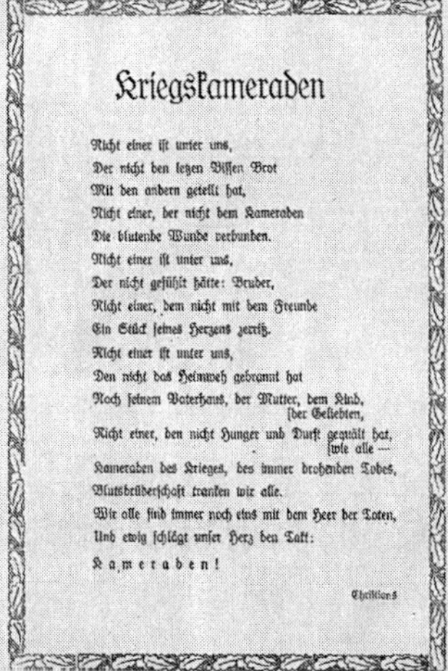

Kriegskameraden

Nicht einer ist unter uns,
Der nicht den letzen Bissen Brot
Mit den andern geteilt hat,
Nicht einer, der nicht dem Kameraden
Die blutende Wunde verbunden.
Nicht einer ist unter uns,
Der nicht gefühlt hätte: Bruder,
Nicht einer, dem nicht mit dem Freunde
Ein Stück seines Herzens zerriß.
Nicht einer ist unter uns,
Den nicht das Heimweh gebrannt hat
Nach seinem Vaterhaus, der Mutter, dem Kind, [der Geliebten,
Nicht einer, den nicht Hunger und Durst gequält hat, [wie alle —
Kameraden des Krieges, des immer drohenden Todes,
Blutsbrüderschaft tranken wir alle.
Wir alle sind immer noch eins mit dem Heer der Toten,
Und ewig schlägt unser Herz den Takt:
K a m e r a d e n !

Christians

14

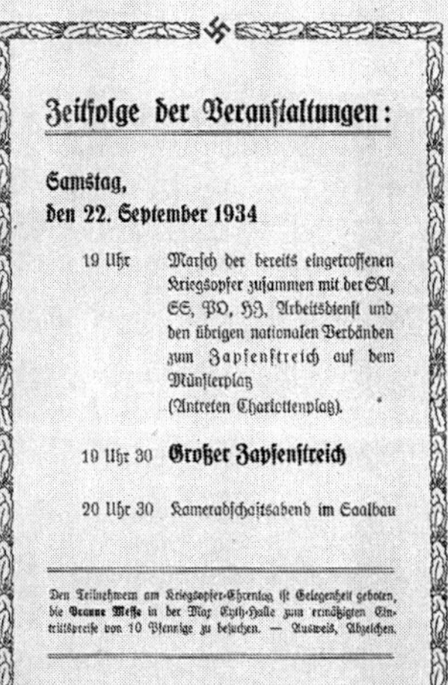

Zeitfolge der Veranstaltungen:

Samstag,
den 22. September 1934

19 Uhr Marsch der bereits eingetroffenen Kriegsopfer zusammen mit der SA, SS, PO, HJ, Arbeitsdienst und den übrigen nationalen Verbänden zum Zapfenstreich auf dem Münsterplatz (Antreten Charlottenplatz).

19 Uhr 30 **Großer Zapfenstreich**

20 Uhr 30 Kameradschaftsabend im Saalbau

Den Teilnehmern am Kriegsopfer-Ehrentag ist Gelegenheit geboten, die **Braune Messe** in der Max Eyth-Halle zum ermäßigten Eintrittspreise von 10 Pfennige zu besuchen. — Ausweis, Abzeichen.

15

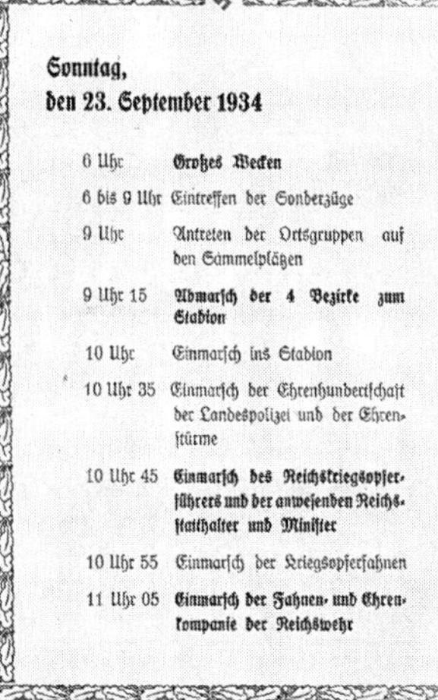

Sonntag,
den 23. September 1934

6 Uhr	**Großes Wecken**
6 bis 9 Uhr	Eintreffen der Sonderzüge
9 Uhr	Antreten der Ortsgruppen auf den Sammelplätzen
9 Uhr 15	**Abmarsch der 4 Bezirke zum Stadion**
10 Uhr	Einmarsch ins Stadion
10 Uhr 35	Einmarsch der Ehrenhundertschaft der Landespolizei und der Ehrenstürme
10 Uhr 45	**Einmarsch des Reichskriegsopferführers und der anwesenden Reichsstatthalter und Minister**
10 Uhr 55	Einmarsch der Kriegsopferfahnen
11 Uhr 05	**Einmarsch der Fahnen- und Ehrenkompanie der Reichswehr**

16

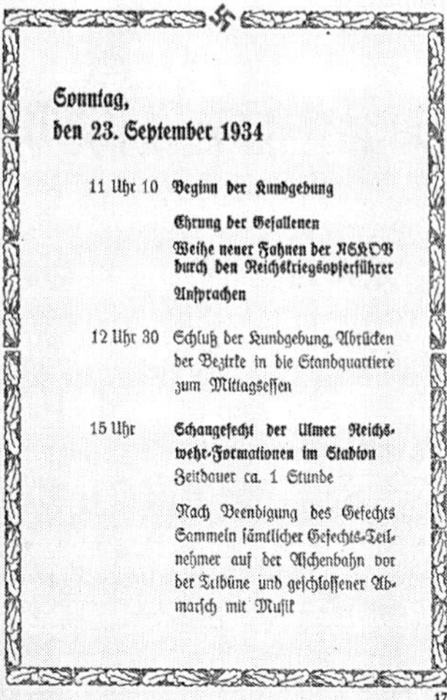

Sonntag,
den 23. September 1934

11 Uhr 10	**Beginn der Kundgebung**
	Ehrung der Gefallenen
	Weihe neuer Fahnen der NSKOV durch den Reichskriegsopferführer
	Ansprachen
12 Uhr 30	Schluß der Kundgebung, Abrücken der Bezirke in die Standquartiere zum Mittagsessen
15 Uhr	**Schaugefecht der Ulmer Reichswehr-Formationen im Stadion**
	Zeitdauer ca. 1 Stunde
	Nach Beendigung des Gefechts Sammeln sämtlicher Gefechts-Teilnehmer auf der Aschenbahn vor der Tribüne und geschlossener Abmarsch mit Musik

17

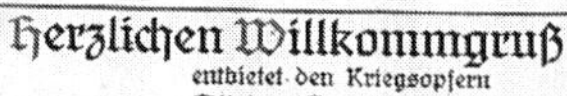

entbietet den Kriegsopfern
Bäcker-Innung Neu-Ulm

Mit kräftiger Kost
dient die
Metzger-Innung Neu-Ulm

Deutsche Volksgenossen!
Stellt jede entbehrliche Reichsmark der nationalen Wirtschaft zur Verfügung und bringt daher Euer Geld zur
Stadtsparkasse Neu-Ulm

Spare
bei der
Bezirkssparkasse
Neu-Ulm

Trinkt das bekannte
Memminger Gold
der Bürger- und Engelbräu-A.-G., Memmingen
Ulm: Fink z. Ludwigsau, Buchbauer, z. Kohlenstadel, Schwolbold zum Roten Löwen, Schmid zu den 3 Schützen, Keuerleber zur Reichsstadt, Schwahn, z. St. Veit.
Neu-Ulm: Batzscheider, zur Krone, Denzel, zur Bierhalle, Wolhöfler zum Bad, Lauer, zum Konzertsaal, Hugger zum Cafe Fromm

Hotel-Restaurant
Oberpollinger
Inh. Max Bettinger
Gut bürgerliche Küche, ff. Gold-Ochsen Biere – Reelle Weine

Seit 25 Jahren
Konditorei und Kaffee
Mohrenköpfle
Ulm a. D., Sinnlerstraße 16
Weithin bekannt als gutgeführtes Geschäft

18

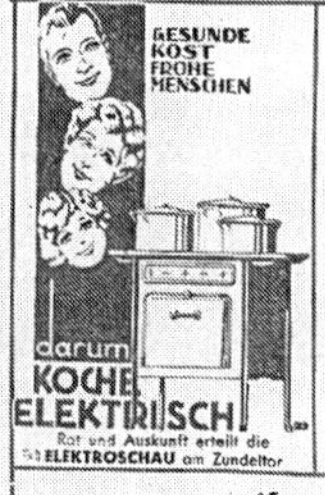

Zur Anfertigung von
Orthop. Schuhwerk
bei jeder Art Fußleiden empfehlen sich:

Rudolf Bayerlander
Neuer Graben 15
Robert Huber
Wengengasse 11, Tel. 3441
Mich. Kraus
König-Wilhelmstraße 10
Telefon 3298

Lieferanten der Versorgungsämter Krankenkassen und Berufsgenossenschaften
Eigene Reparaturwerkstätten

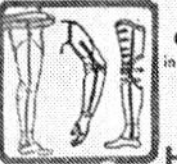

Kunstglieder
Orthopädische Apparate aller Art
in gediegener, moderner und bewährter Ausführung
Senkfußeinlagen, sowie sämtliche
Bandagen und **Krankenpflege-Artikel**
Heinr. C. Ulrich Ulm a. D.
Münsterplatz 15 Telefon 3290

Brauerei zu den
Drei Kannen
Bes: Karl Eiselen, Ulm a. D.
Altberühmte Gaststätte
Vorzügliche Biere direkt vom Faß
Beste bürgerl. Küche
Sehenswürdigkeit f. Altertumsfreunde

Ulmer Andenken
Spielwaren
Eduard Müller Sohn
Donaustraße 2
Hirschstraße 16

19

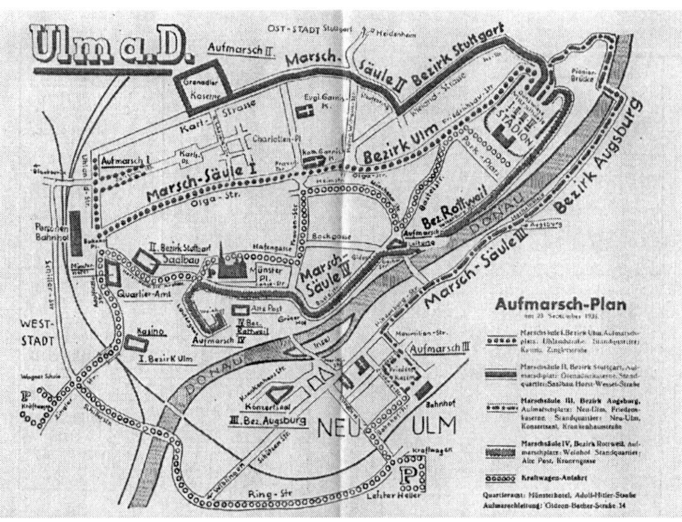

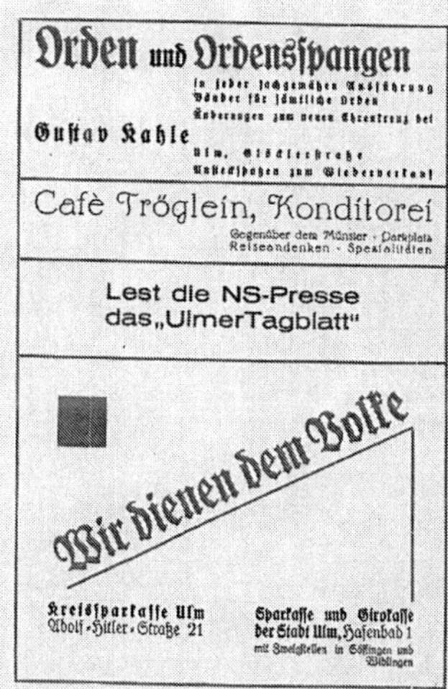

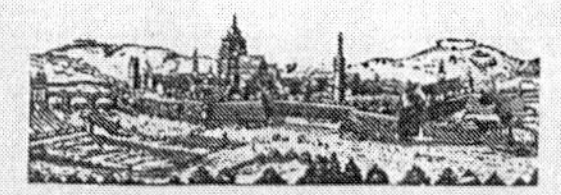

Ulm an der Donau

liegt am Fuße der Schwäbischen Alb, 480 m Höhe, 67 000 Einwohner, wozu Neu-Ulm mit 13 000 Einwohnern kommt. Von Ulm aus gehen Bahnlinien nach Stuttgart, Crailsheim, München, Kempten, Friedrichshafen und Sigmaringen. Schon im frühen Mittelalter war Ulm als Königspfalz und stark befestigter Platz bekannt. Die Reichsstadt hatte ihre Glanzperiode im 14. und 15. Jahrhundert, als ihr Handel und Gewerbe Weltruf hatten, als Ulm Vorort des Schwäbischen Städtebundes war und der Bau des Münsters begonnen wurde. Der 30jährige Krieg brachte wirtschaftlichen Rückgang, der durch die Franzosenkriege beschleunigt wurde. 1802 wurde Ulm bayerisch, 1810 württembergisch.

Im 19. Jahrhundert wurde Ulm starke Bundesfestung und Reichsfestung, die Werke stehen noch heute. Ulm und Neu-Ulm bildeten eine der größten Garnisonen Deutschlands. Nach dem Weltkriege wurden neue Pläne in Angriff genommen und insbesondere großzügige Straßenbauten und Sportanlagen erstellt. Im Dritten Reiche, dessen weitsichtige Regierung Schutz und Förderung aller Schaffenden sich zum Ziel gesetzt hat, werden Ulmer Kunst und Handwerk, Gewerbe und Industrie zu neuem Glanze erblüh'n.

In der Schwesterstadt Neu-Ulm, die seit der Einbeziehung durch den Erbauer der Bundes- und Reichsfestung Ulm einen unzertrennlichen Teil dieser bildet, sind viele Erinnerungen an Garnisonen und Festung. Vor der evangelischen Kirche das Kriegerdenkmal von 1870/1871, die katholische Kirche als Kriegsgedächtniskirche in neuzeitlicher Architektur, umgebaut von Prof. Dom. Böhm, im Neuen Rathaus, dem ehemaligen Kasino der Infan-

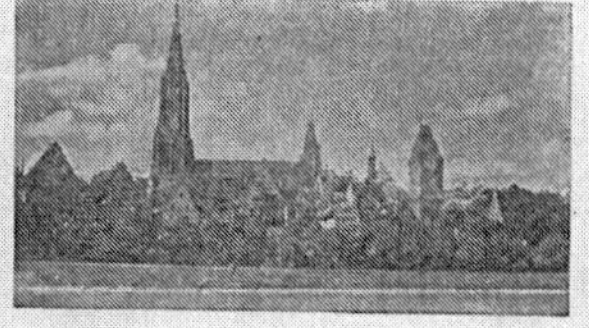

23

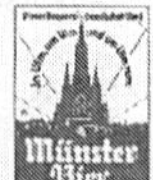

Ulmer Brauerei-Gesellschaft

Besuchen Sie Ulm's schönste Bierlokale!

Erstklassige Biere aus der Brauerei Gold-Ochsen. Vorzügliche Küche

Hotel Restaurant „Blanken"

Karl Hammer, Telefon 2062.

Casino-Restaurant

Steinhilber

Bekannt für gute Küche und Keller

Ulm a. D.

an der Zinglerbrücke - F.A. 2710

Besuchen Sie das

Bahnhof-Hotel Ulm

Sie werden vorzüglich und preiswert bewirtet
Täglich Konzert im Garten

Ein gutes Mineralwasser erhält Ihnen Gesundheit

Ueberlinger Sprudel und Adelheid-Quelle
Teinacher Hirsch-Quelle und Sprudel
Ditzenbacher Jura-Sprudel u. Sauerbrunn
Imnauer Apollo-Sprudel
Remstal-Sprudel Beinstein

Das sind die bekannten „Diener Ihrer Gesundheit"
Verlangen Sie Prospekte durch die Mineralbrunnen A.G. Bad Ueberlingen

Straub & Banzenmacher

Samenzucht / Samengroßhandlung / Ulm a. D. (Württbg.)

Spezialzucht von Ulmer Gemüse- und Blumensamen, Ulmer Spargelpflanzen

Verlangen Sie bitte Preisliste umsonst und Portofrei

24

terieregimenter 12, die Sammlung des Historischen Vereins mit Uniformen, Waffen und Schlachtenbildern der ruhmreichen Regimenter und auf dem unteren Teil der Insel das wuchtige Ehrenmal für die Opfer des Weltkriegs in feinsinniger Ausstattung durch Prof. Scharpf aus Berlin, einem gebürtigen Neu-Ulmer.

Rundgang durch die wichtigsten Sehenswürdigkeiten

Allen, die dem Ulmer Gebiet sich nähern mit Bahn oder Kraftwagen, mit Rad, zu Fuß oder mit Flugzeug wird unvergeßlich der Eindruck bleiben, den unser herrliches Münster bietet.

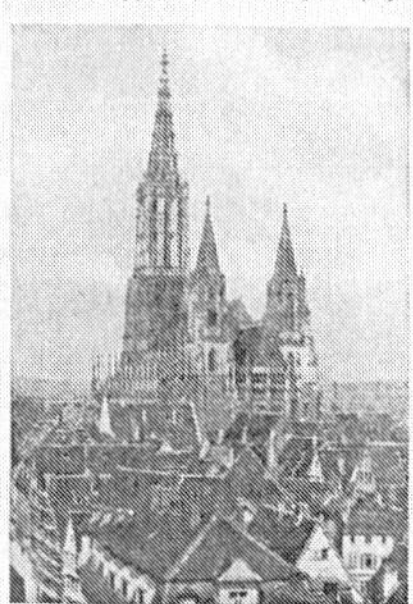

Das

Münster

Größtes mittelalterliches Baudenkmal Süddeutschlands. 1377 Grundsteinlegung zum Chor durch die Parler, Langhaus 1470 vollendet, Hauptturm Ende 14. Jahrh. von Ulrich von Ensingen begonnen, 1890 nach Böblingers Entwurf als höchster Kirchturm der Erde, 162 m hoch, durch Prof. Dr. Beyer vollendet. Figurenreiches Hauptportal mit offener Vorhalle; am Mittelpfeiler der ergreifende Schmerzensmann von Multscher

25

Hôtel Russischer Hof

Restaurant und Bierstube

Naturreine offene Weine
Ulmer und Münchner Biere vom Faß
Autoboxen und Tankstelle

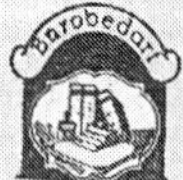

Grüner & Hofmann Augsburg

Schmiedberg C 144/45

Neuzeitlicher Bürobedarf
Standard- und Kleinschreibmaschinen
Rechenmaschinen
Vervielfältiger / Gebrauchte Maschinen
MÖBEL
Eigene Spezial-Reparaturwerkstätte für sämtliche Büromaschinen
FERNRUF NR. 8101

EBNER-DRUCKE

der J. Ebner'schen Buchdruckerei

sind bekannt für Qualität, geschmackvolle Aufmachung und zugkräftige typografische Ausgestaltung! Sie sind die Erzeugnisse eines Betriebs, der seinen Kunden alle Möglichkeiten einer mit den modernsten Mitteln arbeitenden technischen Apparatur und die reichen Erfahrungen eines bewährten Stabs von Fachleuten zu bieten vermag. Unsere Spezialitäten: Ein- und mehrfarbige Prospekte für Gewerbe, Handel und Industrie, Drucksachen aller Art für private und geschäftliche Zwecke, Massenauflagen, Bücher und Broschüren, Zeitschriften, Tageszeitungen. Versäumen Sie nicht, sich bei Bedarf Vorschläge, Entwürfe und Angebot unterbreiten zu lassen; denn Ebner druckt

GUT • SCHNELL • PREISWERT

26

1429; mächtiges Tympanon mit Reliefs aus der Schöpfungsgeschichte. Seitenportale: Südwest mit Marienlegende; Südost „Brauttor" mit jüngstem Gericht; Nordost „Passionsportal"; Nordwest mit Geburt Christi von 1356, von der „Marienkirche über Feld". Chorfiguren.

Beim Eintritt überwältigender Blick ins weite, lichte Langhaus. Die Mittelschiff-Gewölbe 15 m weit gespannt und 41,6 m hoch, die schlanken Säulen und leichten Netzgewölbe der malerischen Seitenschiffe von Burkhard Engelberg 1502—1507; Kanzel mit reichgeschnitztem Schalldeckel von Jörg Syrlin d. J. von 1510. Gründungsreliefs mit symbolischen Darstellungen an einem Pfeiler der Südseite und am Brauttor. Taufstein mit Baldachinaufbau. Totenschilder über die Wände verstreut. Triumphbogen mit Kruzifix und jüngstem Gericht von 1471. Sakramentshaus mit doppelter Aufgangstreppe, hohem Baldachinaufbau und vielen Standfiguren. Chorgestühl von Jörg Syrlin d. Ä., 1469—1474, streng gegliedert, bildnerisch reich ausgestattet. Die Büsten stellen dar die Geschichte des Heils in Christus, geahnt im Heidentum, vorausgesagt im Judentum, erfüllt im Christentum. Die alten Chorfenster: zwei von Hans Wild von 1480 Gipfelpunkte der mittelalterlichen Glasmalerei. Die Flügel des Choraltars der heiligen Sippe, gemalt von Martin Schaffner 1521. Grabplatten aus rotem Marmor in den Wandarkaden. Besserer-kapelle von Ulrich von Ensingen, zierliches Chörlein, Totenschilder, Bildnis Eitel Besserers von Martin Schaffner 1516 und köstliche Glasmalereien. Neithart-kapelle mit Altären, Tafeln, Standfiguren, Modell des unausgebauten Münsters von 1812, Originalentwurf des Hauptturms von Matthäus Böblinger um 1485. In der Turmhalle Gefallenendenkmal für die 27 000 Gefallenen der Garnison Ulm. Münsterorgel mit 108 Registern und über 8000 Pfeifen.

Sodann das gut erhaltene mittelalterliche Stadtbild ist in seiner Geschlossenheit und Ausdehnung eine der wichtigsten Sehenswürdigkeiten.

Das Rathaus

das schönste in Schwaben. 1362 Kaufhaus, 1419 Rathaus. Erweiterungsbauten aus verschiedenen Jahrhunderten. Wandmalereien nach alten Vorbildern aus der römischen und biblischen Geschichte. Astronomische Uhr, von Habrecht, Straßburg, 1580 repariert. Ratssaal mit Glasmalereien, Wappenscheiben von Ulmer Ratsherren des 16. und 17. Jahrhunderts.

Das Schwörhaus

1612 erbaut, nach Brand 1785 in Barockform wieder aufgebaut. Hier früher alljährlich Schwur des Bürgermeisters und der Zünfte auf die Reichsstadt.

Der Neue Bau

1587—91 im Ulmer Renaissance-Stil erbaut, jetzt Polizeidirektion. Von hier nach dem nahegelegenen Fischer- und Gerberviertel.

„Klein-Venedig"

Malerische Blicke von den Blaubrücken, besonders in der Dämmerung und bei Mondschein. Verschiedene Mühlen, Schweinemarkt (Hausinschriften), originelle Wirtschaft „Forelle", Fischerplätzle.

27

Stadtmauer mit Wehrgang

Mittelalterliche Befestigung.

Metzgerturm

eines der ältesten Bauwerke (um 1340), gegen Nordwesten um 1,42 m geneigt. Bastion Lauseck (Belagerung 1704), jetzt „Wilhelmshöhe". Am alpinen botanischen Garten vorbei über die Donau. Uferwanderung auf dem Jahn-Ufer, prachtvoller Blick auf die Altstadt. Innerhalb des Mauerringes vom 14. Jahrhundert Zeugen einer Geschichte von mehr wie 1100 Jahren; darüber hinaus zeigt die Entwicklung des 19. und 20. Jahrhunderts mit der Ausdehnung der Stadt durch die Vergrößerung der Bahnhofsanlagen und dem Anschluß der Vororte Söflingen und Wiblingen, im Osten der Sportanlagen und des schönen Stadtparkes Friedrichsau hervorragende Bilder neuzeitlichen Städtebaus und reizvoller Lösungen heutiger Hoch- und Tiefbaukunst. Ein Rundgang oder eine Rundfahrt durch diese Außenteile lohnt sich wirklich.

Nachstehende Mitglieder des Reichseinheitsverbandes des Deutschen Gaststättengewerbes, e. V., Bezirk Ulm a. D. (Wirteverein Ulm a. D., gegr. 1830) entbieten dem national-sozialistischen Kriegsopfertag in Ulm ein

herzliches Willkommen!

Ackermann	z. Goldochsen	Gassert	z. Pfluggarten
Aichmann	z. Fürsteneggerhof	Gemlich	z. schwarzen Ochsen
Angele	z. Herrenkeller	Göckeler	z. Vereinsgasthaus
Ansbach	z. Schillerkantine	Götz	z. Salzstadel
Auer	z. Württembergerhof	Goppelt	z. Stadt Stuttgart
Bärtele	z. Kaisersaal	Groner	z. Höhenblick
Bauer	z. Fürst Bismarck	Gerlinger	z. Stadtbierhalle
Baur	z. Stadt Sedan	Gapp	z. Ziegelstadel
Baur	Café Orlando	Haas	z. Teck
Bechter	z. Hasenbad	Häge	z. Löwengarten
Beißwenger	z. Lederhof	Haag	z. gold. Falken
Berlinger	z. Bahnhofhotel	Haiß	z. Wilhelmshöhe
Bettinger	z. Oberpollinger	Hailbronner	z. Forelle
Beurer	z. Storchen	Hauff	z. Café Hauff
Betz	z. Römer	Herberger	z. Stadt Göppingen
Binzinger	Stuttgartervorbahnhof	Hofherr	z. König Wilhelm
Born	z. Rotochsenkeller	Honold	z. Pflugmerzler
Bosch	z. blauen Ente	Honold	z. Stadt Nürnberg
Bosch	z. Breite	Huber	z. Lichtenstein
Buchbauer	z. Kohlenstadel	Huber	z. Turm
Bunz	z. Rehbock	Hugger	z. weißen Roß
Bernkopf	z. deutschen Kaiser	Hild	z. Kreuz
Bock	z. Hansahof	Hirschmann	z. Pelikan
Danner	z. Christl. Hospiz	Haller	z. Güterstelle
Dietrich	z. Wilhelmsburgkantine	Hengstberger	z. Haus d. deutsch. Arbeit
Eckhardt	z. Café Mohrenköpfle	Hucker	z. Tannenbaum
Egger	z. Ulmer Spatzen	Hauser	z. Sonne
Engel Max	Horst-Wessel-Straße	Ihle	z. Bärengärtle
Eskura	z. Anker	Jäger	z. Stadt Kirchheim
Eßlinger	z. Eiche	Jäger	z. Ritter
Endres	z. Stadt Heidenheim	Jelen	z. Neustadt
Feilig	z. 3 Linden	Joos	z. Karpfen
Fink	z. Ludwigsau	Junginger	z. Bäumle
Finkbeiner	z. gold. Rad	Kapp	z. Goldfasanen
Frank	z. Saalbau	Katz	z. Staufeneck
Frey	z. Bahnhof (Dello)	Künzlen	z. Schlachthausrest.
Freudenreich	z. Ofengabel	Klöpfer	z. Bahnhofsteg
Fröhlich	z. schwarzen Adler	Keierleber	z. Reichsstadt
Gaiser	z. Zeughaus	Kast	z. Hohenzoller
Gäßler	z. gold. Becher	Klie	z. Krone

Knoll	z. alten Bierhalle	Schies	z. Café Tröglen
Kopp	z. Stein. Brücke	Schmidt	Neue Welt
Krippmann	z. Goldochsenkeller	Schmid	z. Strudel
Kuhn	z. Augsburgerhof	Schmucker	z. Harmonie
Kuschella	z. Rose	Schneider	z. Hetzenbäumle
Katz	z. Insel	Schnitzler	z. Stadtmauer
Kolb	z. Bäumle	Schreivogel	z. Fuchs
Keller	z. Hohentwiel	Schreitmüller	z. Kornhaus
Locher	z. schwarzen Henne	Schuster	z. weißen Lamm
Lohrmann	z. Kutsche	Schwehn	z. St. Veit
Loser	z. Käpple	Schwaibold	z. roten Löwen
Lämmert	z. Café Lämmert	Schwarz	Parkrest. Friedrichsau
Lutz	z. gold. Hahnen	Schwender	fr. z. Schimmele
Lerch	z. braunen Hirschle	Schönle	z. Bräustüble
Langbein	z. Café Langbein	Schmid	z. Café Schmid
Lips	z. Museum	Schmucker	z. schwarzen Bock
Mahler	z. wild. Mann	Steinhilber	z. Casino
Maier	z. Blumenschein	Stöller	z. Hechtbierhalle
Maul	Bahnhofsrestaurant	Wagner	z. neuen Post
Mikel	z. Bürgerstüble	Wagner	z. Weinhof
Moll	z. gold. Adler	Walter	z. gold. Bock
Moll	z. Hohenschule	Weis	z. Einhorn
Munnes	z. Felsen	Wiedenmann	z. Husaren
Metzhorn	z. Berliner Bräu	Windmüller	z. Blautal
Mohr	z. jungen Hasen	Winter	z. Eisenbahn
Mühlich	z. Fischkasten	Weinstock	z. Oberberghof
Nagel	z. Stadt München	Wörner	Theaterrestaurant
Niederberger	z. Schillergarten	Zeiher	z. 3 Markthallen
Nörz	z. Glöcklergraben	Zeller	z. Steinbock
Oberländer	Café Oberländer	Zick	z. Pfauen
Oberweller	z. Schwert	Zwerger	Stadt Ellwangen
Pfähler	z. Münsterhotel	Wasmus	z. Hotel russ. Hof
Pfeiffer	z. badischen Hof		
Rau	z. gold. Apfel		
Reich	z. Roß		
Riederle	z. gold. Hut		
Rieger	z. Ratskeller		
Rieger	z. Alpenrose		
Rieker	z. Pionierkantine		
Rueß	z. Dampfschiff		
Rabl	z. Adler		
Sailer	z. Glockenhütte		
Salim	z. gold. Hirsch		
Siegler	z. Blaufisch		
Seuffert	z. alten Hasen		
Seybold	Radgasse		
Schäfer	z. Allgäuerhof		
Schapf	z. gähen Berg		
Schmid	z. Wilhelmsburg		
Schleicher	z. Kaiser Wilhelm		
Schefftknecht	z. Café Bormann		
Scherer	z. Fruchthalle		

Neu-Ulm

Betzscheider	z. Krone
Noll	z. Bavaria
Lodi	z. Steinhäusle

Söflingen

Egenhofer	z. Sonne
Fradel	z. Chaussee
Kling	z. Blautal
Mack	z. Café Mack
Mollenter	z. Traube
Müller	z. Lamm
Rampf	z. Bock
Ruß	z. Krone (Brauerei)
Schick	z. Ochsen
Schreiner	z. Breite
Unsöld	z. Bahnhof

Geschichte der Festung Ulm

von Major Wagner, Adjutant der Festungskommandantur

Der 23. September führt aus Anlaß des 2. Ehrentages der schwäbischen Kriegsopfer tausende kriegsversehrte ehemalige Soldaten in Ulm zusammen, das als alte Soldatenstadt in erster Linie berufen ist, Wiedersehensstätte alter Soldaten zu sein.

Ulms militärische Bedeutung ist so alt, wie seine Geschichte. Ein Blick auf die Karte erklärt dies. Zahlreiche Heerstraßen — von Nord nach Süd und von Ost nach West — vereinen sich in dieser Stadt. Mehrere Brücken führen über die Donau und ermöglichen raschen Uferwechsel. Daher hat Ulm im Laufe der Jahrhunderte eine wechselvolle Kriegsgeschichte erlebt.

Die mittelalterliche Festung

Urkundlich berichtet das Jahr 854 zum erstenmal von Ulm als Festung. Soweit aus den Urkunden zu ersehen ist, muß angenommen werden, daß der Kern der damaligen Festung von der Stelle des „Neuen Bau's" (heutige Polizeidirektion) mit Einschluß des „Weinhofs" zu suchen ist. Die Grundmauern dieser Befestigung sollen auf den römischen Befestigungen aufgebaut sein. Diese Anlage wurde durch Mauern etwa im Zuge: Donau — Bastei — Hafengasse — Nordgrenze Münsterplatz — Blau geschützt. Dieser erste Entwicklungsabschnitt endete 1134 mit der Zerstörung durch den Herzog Heinrich von Bayern. Es folgte die Zeit aufblühenden, mittelalterlichen Bürgertums (Ulmer Geld regiert die Welt), die auch den Gedanken der Wehrhaftigkeit durch Bürgerwehr, Waffen- und Verteidigungsanlagen entwickelte. Eine Ringmauer mit einer Gesamtlänge von 3,5 km schützte die etwa 18 000 Einwohner große Stadt. Die Vervollkommnung der Feuerwaffen erforderte eine Verstärkung der Verteidigungsanlagen. Diese wurde durch niederländische Ingenieure nach der damals berühmten holländischen Befestigungsbauweise ausgeführt. Wall und Graben genügten nicht mehr. Türme und Bastionen — die Anfänge der späteren Forts — wurden bereits zur Flankierung der Mauern vorgeschoben — waren also die Vorläufer unserer heutigen flankierenden M.G.-Nester. Schon zu dieser Zeit betrug die von der Bürgerschaft gestellte Besatzung etwa 10 Prozent der Bevölkerung, nämlich 1900 Mann: 12 Kompagnien zu 100 Mann Fußvolk, 600 Kanoniere und 100 Reiter. In den letzten drei Jahrhunderten eines ausgehenden Mittelalters änderte die Stadt in wechselvollen Kriegsschicksalen oft ihren Besitzer: Bayern, Oesterreich, Schwaben.

Die napoleonischen Kriege

Das napoleonische Zeitalter sah Ulm im Brennpunkt der Kämpfe zwischen Oesterreich und den französischen Heeren der Revolution und Napoleons. 1797 wurden durch die Oesterreicher auf den umliegenden Höhen der Stadt, Michelsberg, Gaisenberg usw. — Stützpunkte — die Anfänge der Forts errichtet. Nach der Eroberung Ulms durch die Franzosen erfolgte 1800 bis 1804 die Schleifung aller Festungsanlagen bis auf die alten Stadtmauern. In wechselvollem Kriegsglück besetzten die Oesterreicher unter Mack 1805 wiederum Ulm. Nach ihrer Niederlage und Kapitulation geht Ulm endgültig in französischen Besitz über. Die von den Oesterreichern ausgeführten Verteidigungsanlagen werden vollständig vernichtet. 1810 wird Ulm wieder württembergisch, das rechte Ufer bayerisch.

Der Ausbau der Festung

Nach Abschluß des napoleonischen Zeitalters erhielt 1815 eine Kommission österreichischer, bayerischer und württembergischer Offiziere vom Deutschen Bund den Auftrag, Ulm als Bundesfestung zu einem Hauptwaffenplatz für die Verteidigung des Oberrheins und der Südwestecke Deutschlands gegen Frankreich auszubauen. Der Ausbau unterblieb, da die vorgesehenen Geldmittel — 20 Millionen Fr. — für die Bundesfestungen Mainz und Germersheim verwendet wurden.

Ein neuer bedeutungsvoller Abschnitt der Festungsgeschichte begann erst 1841. Der Ausbau der Bundesfestung Ulm als Hauptwaffenplatz wird endgültig beschlossen. Major von Prittwitz wird mit dieser Aufgabe betraut und löst sie in offensivem Sinne. Alle Forts werden in einer für die damalige Zeit sehr weiten Entfernung von der Stadt erbaut. Sein Grundsatz war: „Der deutsche Soldat zieht es vor, sich im freien Kampfe zeigen zu können, und will nicht in Maus- und Rattenlöchern eingesperrt werden." Der Ausbau dauerte von 1842 bis 1886. Im Krieg von 1870 trat Ulm, das selbstverständlich armiert wurde, militärisch nicht mehr in Erscheinung. Da durch den glücklichen Ausgang des Feldzuges die Reichsgrenze nach Frankreich sich weit vorschob und der Grenzschutz auf Metz und Straßburg überging, wurde Ulm Festung zweiten Grades und Depotplatz. Trotzdem wurden die Werke erhalten und durch moderne Betonstützpunkte verstärkt.

Die Vorkriegs-Garnison

In Ulm lagen vor dem Weltkriege der Stab der 27. Division, die Stäbe der 53. und 54. Inf.-Brigade und der 27. Feldartl.-Brigade, das Inf.-Regt. 120, das Grenadier-Regt. 123, das Inf.-Regt. 127, das Ulanen-Regt. 19, das Feldartl.-Regt. 49, die 1. Abt. Artl.-Regt. 13, das Pionier-Batl. 13 und das I. Batl. Fuß-Artl.-Regt. 13. Von diesen Truppen haben die 3 Infanterie-Regimenter im Kriege die größten Blutopfer gebracht.
Es sind gefallen vom Inf.-Regt. 120: 124 Offiziere, 3917 Mannschaften, vom Inf.-Regt. 127: 93 Offiziere, 3214 Mannschaften und vom Grenadier-Regt. 123: 124 Offiziere, 3126 Mannschaften.

Versailles

Der unglückliche Ausgang des Weltkrieges, der auch die Schaffung der entmilitarisierten Zone erforderlich machte, ließ die Bedeutung Ulms als Waffenplatz wieder in den Vordergrund treten. Ulm wurde als Festung ohne Geschütze und Armierung im Friedensvertrag belassen; bauliche Aenderungen waren verboten. Ihr Wert beruhte lediglich auf der Beschaffenheit der Geländeverhältnisse, die eine erfolgreiche Verteidigung besonders begünstigen. Erst die Pariser Verhandlungen 1926 ließen geringfügige Erleichterungen in den Baubeschränkungen zu. Trotzdem unterblieb aus Geldmangel ein weiterer Ausbau, da Deutschland in seiner Verarmung die spärlichen Mittel zuerst für des Reiches Ostmark verwenden mußte.

Die Nachkriegsgarnison

Die Tradition der Vorkriegsgarnison wurde nach dem Weltkriege durch die Truppenteile des Reichsheeres fortgeführt. Zur Zeit liegen folgende Truppenteile im Standort Ulm — Neu-Ulm — Wiblingen:

A.R. 5 mit Stab und 4./F.5 in der Schillerkaserne, II./A.R. 5 in der Artilleriekaserne, Sedanstraße, A.Z.B.-Kdo. Unterer Kuhberg, davon 1 Batterie in Wiblingen.

III./I.R. 13 mit Stab und 10. Komp. in der Kienlesbergkaserne, 9., 11. und 12. (M.G.) Komp. auf der Wilhelmsburg.

Pion.-Batl. 5 mit Stab, 2. u. 3. Komp. in der Pionierkaserne Ulm und mit der 1. Komp. in der Friedenskaserne Neu-Ulm.

2./Kf. 5 in der Kraftfahrkaserne.

Außerdem besitzt der Standort ein Heeresstandortlazarett, eine Heereshandwerkerschule, Heeresfachschulen für Verwaltung und Wirtschaft, für Landwirtschaft und für Gewerbe und Technik.

Wie ehedem besteht zwischen Bevölkerung und Soldaten ein herzliches Verhältnis, das Ulm mit Neu-Ulm umschließt und keine Landesgrenzen kennt.

Wie die alten Festungswerke Zeugen großer Vergangenheit waren, so sollen sie künftig auch Zeugen einer besseren Zukunft unseres im Nationalsozialismus geeinten Volkes sein.

Standquartiere der Ortsgruppen

Ortsgruppe	Lokal	Straße
Bezirk Rottweil		
Alpirsbach	Teck	Hafengasse
Baiersbronn	Schwarzer Bock	Basteistraße
Balingen	Restauration Schlachthaus	Olgastraße
Belsen	Schwarzer Bock	Basteistraße
Betzingen	Restauration Schlachthaus	Olgastraße
Bierlingen	Neue Welt	Wielandstraße
Bissingen	Staufeneck	Wielandstraße
Bondorf	Augsburger Hof	Hafenbad
Burladingen	Anker	Rabengasse
Deißlingen	Neue Welt	Wielandstraße
Dettingen	Staufeneck	Wielandstraße
Dettenhausen	Schwarze Henne	Bauerngasse
Dornhan	Eiche	Rosengasse
Dußlingen	Hafenbad	Hafenbad
Ebhausen	Eiche	Rosengasse
Ebingen	Baldachin	Herdbruckerstraße
Eningen u. A.	Kohlenstadel	Frauengraben
Entringen	Augsburgerhof	Hafenbad
Ergenzingen	Kohlenstadel	Frauengraben
Freudenstadt	Baldachin	Herdbruckerstraße
Friedingen	Augsburger Hof	Hafenbad
Gärtringen	Breite	Breitegasse
Gammertingen	Breite	Breitegasse
Genkingen	Husaren	Rosengasse
Gomaringen	Restauration Höcker	Rabgasse
Gosheim	Kornhaus	Kornhausgasse
Gresselfingen	Kornhaus	Kornhausgasse
Gültlingen	Frauentor	Frauenstraße
Gündringen	Löwenbräu	Rosengasse
Haigerloch	Schwarz-Ochsen	Kornhausgasse
Hechingen	Schwarzer Adler	Frauenstraße
Herrenberg	Bäumle	Kohlgasse
Hirrlingen	Pflugmerzler	Pfluggasse
Horb	Strudel	Schelergasse
Jungingen	Marchtaler Hof	Rosengasse
Kuppingen	Frauentor	Frauenstraße
Kusterdingen	Frauentor	Frauenstraße
Lauterbach	Drei Schützen	Frauengraben
Locherhof	Schwarz-Ochsen	Kornhausgasse
Lustnau	Hohe Schule	Bärengasse
Meßstetten	Löwenbräu	Rosengasse
Mössingen	Schwarz-Ochsen	Kornhausgasse
Mühlheim a. D.	Drei Linden	Frauenstraße
Mühringen	Fruchthalle	Bärengasse
Nagold	Rose	Frauenstraße
Nufringen	Drei Schützen	Frauengraben
Nufplingen	Frauentor	Frauenstraße
Oberndorf a. N.	Rose	Frauenstraße
Ofterdingen	Berliner Bräu	Seelengraben

Ortsgruppe	Lokal	Straße
Ohmenhausen	Löwenbräu	Rosengasse
Ostrach	Berliner Bräu	Seelengraben
Pfalzgrafenweiler	Marchtaler Hof	Rosengasse
Pfrondorf	Berliner Bräu	Seelengraben
Pfullingen	Goldenen Hahnen	Hahnengasse
Pliezhausen	Einhorn	Frauenstraße
Rangendingen	Kreuz	Auf dem Kreuz
Reutlingen	Einhorn	Frauenstraße
Rötenberg	Kreuz	Auf dem Kreuz
Rommelsbach	Einhorn	Frauenstraße
Rottenburg	Sankt Veit	Langestraße
Rottweil	Alte Post	Rosengasse
Salmendingen	Zeughaus	Hahnengasse
Sulzstetten	Zeughaus	Hahnengasse
Seebronn	Rädle	Zeughausgasse
Sigmaringen	Turm	Bockgasse
Spaichingen	Friedrichsentor	Bastelstraße
Sulz	Löwenbräu	Rosengasse
Schömberg	Rädle	Zeughausgasse
Schramberg	Stadt Stuttgart	Breitegasse
Schwaldorf	Rädle	Zeughausgasse
Schwenningen a. N.	Stadt Stuttgart	Breitegasse
Tailfingen	Deutscher Kaiser	Judenhof
Tosheim	Zeughaus	Hahnengasse
Trochtelfingen	Turm	Bockgasse
Trossingen	Pionierkantine	Bastelstraße
Tübingen	Drei Linden	Frauenstraße
Tuttlingen	Weißes Roß	Bärengasse
Unterjettingen	Glockenhütte	Heidenheimerstraße
Vöhringen	Theaterrestauration	Theatergasse
Waid	Friedrichsentor	Bastelstraße
Waldorf	Pionierkantine	Bastelstraße
Wannweil	Friedrichsentor	Bastelstraße
Wildberg	Tannenbaum	Hahnengasse
Willsingen	Tannenbaum	Hahnengasse
Winterlingen	Glockenhütte	Heidenheimerstraße
Wurmlingen	Scheibe	Bockgasse
Bezirk Stuttgart		
Asperg	Fuchs	Karlstraße
Backnang	Zitronenbaum	Enzingerstraße
Besigheim	Pfauen	Pfauengasse
Bietigheim	Badischer Hof	Schaffnerstraße
Beutelsbach	Blautal	Neutorstraße
Böblingen	Steinbock	Sterngasse
Bödingen	Stadtbierhalle	Hirschstraße
Bönnigheim	Stadt Nürnberg	Deinselgasse
Brackenheim	Gold. Becher	Küfergasse
Calmbach	Pelikan	Ulmergasse
Calw	Haus der Deutschen Arbeit	Weinhof
Dettingen u. T.	Stadt Ellwangen	Pfauengasse
Dettingen/Urach	Reichsstadt	Kammachergasse
Ditzingen	Pfälz. Weinstube	Dreikönigsgasse

Ortsgruppe	Lokal	Straße
Dörzbach	Ludwigsau	Eßlingerstraße
Echterdingen a. F.	Stadt München	Karlstraße
Ebingen-Bißlingen	Gold. Becher	Küfergasse
Ellingen	Rotochsenkeller	Michelsbergstraße
Fellbach	Weißes Lamm	Platzgasse
Frankenbach	Prinz Weimar	Pfauengasse
Großgartach	Gold. Hirsch	Hirschstraße
Gmünd Schwäb.	König von Württemberg	Sterngasse
Großbottwar	Gold. Becher	Küfergasse
Großsallbach	Schwert	Zeitblomstraße
Güglingen	Hohenzollern	Zeitblomstraße
Gundelsheim a. N.	Ludwigsau	Eßlingerstraße
Schwäb. Hall	Kaffee Eunert	Horst-Wessel-Straße
Heilbronn	Blanken	Hirschstraße
Heimsheim	Räpple	Sterngasse
Heubach	Neustadt	Kepplerstraße
Ilsfeld	Bürgermühle	Dreikönigsgasse
Kirchheim u. T.	Rest. Ebel (Max Engel)	Horst-Wessel-Straße
Kornwestheim	Gold. Engel	Mengergasse
Künzelsau	Hohenzollern	Zeitblomstraße
Kupferzell	SA-Heim	Friedrichsauerstraße
Lauffen a. N.	Christ. Holzig	Neuer Graben
Leinzell	Pfluggarten	Karlstraße
Leonberg	Gold. Apfel	Enzingerstraße
Liebenzell	Pelikan	Ulmergasse
Löwenstein	Kaiserhof	Karlstraße
Lorch	Roter Löwen	Ulmergasse
Ludwigsburg	Haus der Deutschen Arbeit	Weinhof
Magstadt	Goldfasan	Bodenstraße
Marbach	Walfisch	Ulmergasse
Maulbronn	Falken	Sterngasse
Merklingen	König von Württemberg	Platzgasse
Metzingen	Junger Hasen	Hirschstraße
Möckmühl	Stadt München	Karlstraße
Möhringen auf d. Fildern	Alter Hasen	Frauenstraße
Mönchingen	Harmonie	Enzingerstraße
Murrhardt	Stadt Nürnberg	Deinselgasse
Neckargartach	Alpenrose	Olgastraße
Neckarsulm	Württemberger Hof	Platzgasse
Neckartenzlingen	Gold. Kugel	Hintere Rosengasse
Neubulach	Schwert	Zeitblomstraße
Neuenbürg	Gold. Becher	Küfergasse
Neuffen	König Wilhelm	Heidenheimerstraße
Nordheim	Schönwelle	Pfauengasse
Nürtingen	Löwengarten	Frauenstraße
Plieningen	Kaiserhof	Karlstraße
Plochingen	Fürst Bismarck	Karlstraße
Renningen	Ludwigsau	Eßlingerstraße
Sillenbuch	Württemberger Hof	Platzgasse
Sindelfingen	Pelikan	Ulmergasse
Sulzbach a. Murr	Wilhelmsburg	Karlstraße
Schönberg/Neuenbürg	Heinrichsburg	Arnolstraße
Schwaigern	Schwert	Zeitblomstraße
Stuttgart	Saalbau	Horst-Wessel-Straße

Ortsgruppe	Lokal	Straße
Urach	Neue Post	Sedelhofgasse
Vaihingen a. Enz	Rehbock	Salzstadelgasse
Vaihingen a. d. Fildern	Wilhelmsburg	Karlstraße
Waiblingen	Bärengärtle	Zeitblomstraße
Waldenbuch	Löwengarten	Frauenstraße
Wendlingen	Gold-Ochsenkeller	Keilsbrunnenweg
Weikheim u. T.	Büchsenstadel	Platzgasse
Weinsberg	Ritter	Neutorstraße
Weißacher Tal	Harmonie	Ensingerstraße
Welzheim	Blaue Ente	Sedelhofgasse
Wildbad	König Wilhelm	Heidenheimerstraße
Willsbach/Heilbronn	Neustadt	Keplerstraße
Wimpfen/Berg	Salzstadel	Salzstadelgasse
Winnenden	Stadt Heidenheim	Gaisenbergstraße

Bezirk Ulm

Ortsgruppe	Lokal	Straße
Aalen	Bräustüble	Weststeis
Abtsgmünd	Forelle	Fischergasse
Adelmannsfelden	Rosenstein	Büchsengasse
Aldershausen	Stadt Kirchheim	Köpfingergasse
Allmendingen	Ochsen	Söflingen
Altshausen	Hecht	Söflingen, Neue Gasse
Aufhofen	Traube	Söflingen, Traubengasse
Aulendorf	Herzog Albrecht	Zinglerstraße
Baienfurt	Gold. Hut	Deutschhausgasse
Bermaringen	Insel	Lautengasse
Biberach a. Riß	Wilden Mann	Fischergasse
Blaubeuren	Kreuz	Söflingen, Schlößlesgasse
Blaufelden	Stadt Göppingen	Weinhofberg
Bodnegg	Glocke	Söflingen, Griesgasse
Bopfingen	Storchen	Schwilmengasse
Buchau a. Federsee	Blautal	Söflingen, Herrlingerstraße
Crailsheim	Unterer Kuhberg	Römerstraße
Creglingen	Unterer Kuhberg	Römerstraße
Dietenheim	Bären	Wagnerstraße
Donzdorf	Eisenbahn	Glöcklerstraße
Ebersbach	Bayerische Bierstube	Deutschhausgasse
Ebnat	Schillergarten	Schillerstraße
Ehingen	Kreuz	Söflingen, Schlößlesgasse
Eislingen	Blaustrich	Söflingerstraße
Ellwangen	Gold. Bock	Bockgasse
Ellenberg	Bahnhofsteg	Bleichstraße
Ennabeuren	Wald	Söflingen, Waldstraße
Erbach	Hasen	Söflingen, Söflingerstraße
Ersingen	Lederhof	Glöcklerstraße
Eßlingen	Römer	Römerstraße
Eschach-Weißenau	Löwen	Söflingen, Klosterhof
Fachsenfeld	Steinernen Brücke	Glöcklerstraße
Faurndau	Fürsteneggerhof	Fürsteneggerstraße
Friedrichshafen	Münsterhotel	Horst-Wessel-Straße
Geislingen a. Steige	Wilhelmshöhe	Adolf-Hitlerstraße
Gerabronn	Biber	Hafengasse
Gerstetten	Friedrichsau	Friedrichsau

36

Ortsgruppe	Lokal	Straße
Gingen a. Brenz	Ratskeller	Beßgasse
Giengen a. Filz	Friedrichsau	Friedrichsau
Göppingen	Wilhelmshöhe	Adolf-Hitlerstraße
Gruibingen	Bahnhof (Bello)	Mörikestraße
Heidenheim a. Brenz	Gold. Greifen	Frauenstraße
Herbrechtingen	Gold. Greifen	Frauenstraße
Hermaringen	Reh	Schwilmengasse
Herrlingen	Bock	Söflingen, Klosterhof
Isgitzell	Gähen Berg	Eichelesgasse
Illergau-Altrach	Weinhof	Weinhof
Jonz	Herrenkeller	Herrenkellergasse
Jebenhausen	Bahnhofsteg	Bleichstraße
Königsbronn	SA-Heim	Friedrichsaustraße
Kißlegg	Hirsch	Bleichstraße
Kuchen	Weinstube Schwarz	Glöcklerstraße
Laichingen	Fischkasten	Marktplatz
Langenargen	Gold. Adler	Weinhof
Langenau	Alte Bierhalle	Langestraße
Lauchheim	Neuer Güterbahnhof	Blaubeurerstraße
Laupheim	Kasino	Zinglerstraße
Leutkirch	Herrenkeller	Herrenkellerstraße
Mengen	Breite	Söflingen, Klosterhof
Mergentheim	Drei Kannen	Hafenbad
Munderkingen	Ulmer Spatzen	Südl. Münsterplatz
Münsingen	Kreuz	Söflingen, Schlößlesgasse
Neresheim	Gold. Rad	Südl. Münsterplatz
Oberkirchberg	Hebenbäumle	Bleicher Hag
Ochsenhausen	Schatten	Söflingen, Weihgasse
Oberkochen	Kaiser Wilhelm	Marktplatz
Ravensburg	Kasino	Zinglerstraße
Reichenbach a. Fils	Allgäuer Hof	Fischergasse
Riedlingen	Lamm	Söflingen, Schlößlesgasse
Rosenberg	Lichtenstein	Blaubeurerstraße
Rottenacker	Sonne	Söflingen, Söflingerstraße
Salach	Blumenschein	Blumenscheinweg
Saulgau	Stadtmauer	Herdbruckerstraße
Sontheim a. Brenz	Lichtenstein	Blaubeurerstraße
Süßen	Museum	Langestraße
Schelklingen	Quelle	Söflingen, Kapellengasse
Schlat	Barbarossa	Breitegasse
Schnaitheim	Stadt Sedan	Karl-Schefoldstraße
Schrozberg	Zur Güterhalle	Neuer Güterbahnhof
Schussenried	Ente	Söflingen, Ochsengasse
Schwendi	Krone	Kronengasse
Schwabsberg	Kaffee Himmelreich	Radgasse
Steinheim	Donaustrand	Schweinemarkt
Tannhausen	Russischer Hof	Bahnhofplatz
Tettnang	Chausser	Söflingen, Herrlingerstraße
Uhingen	Dampfschiff	Kronengasse
Unterdeufstetten	Schwörglocke	Köpfingergasse
Unterkochen	Karpfen	Karpfengasse
Unterrombach	Hint. Kreuz	Schelergasse
Waldsee	Höhenblick	Stuttgarterstraße
Wain	Kutsche	Hämpfergasse

37

Ortsgruppe	Lokal	Straße
Wallhausen	Raben	Rabengasse
Wangen im Allgäu	Adler	Heidenheimerstraße
Wasseralfingen	Lämmle	Herdbruckerstraße
Weitersheim	Russischer Hof	Bahnhofplatz
Weingarten	Kronprinz	Frauenstraße
Wiesensteig	Gold. Greifen	Frauenstraße
Wolfegg	Sonne	Herdbruckerstraße
Wört	Ziegelstadel	Kreßelweg 4
Wilhelmsdorf	König von Flandern	Söflingen, Griesgasse
Zwiefalten	Krone	Söflingen, Schlossergasse

Bezirk Augsburg — Neu-Ulm

Ortsgruppe	Lokal	Straße
Aichach	Löwenbräu	Marienstraße
Aislingen	Löwenbräu	Marienstraße
Altenried	Löwenbräu	Marienstraße
Augsburg	Konzertsaal	Moltkestraße
Babenhausen	Waldeck	Neutorstraße
Bäumenheim	Schützen	Maximilianstraße
Bergau	Marthabräu	Maximilianstraße
Dietmannsried	Schießhaus	Schützenstraße
Dinkelscherben	Löwenbräu	Marienstraße
Dietmannstein	Löwenbräu	Marienstraße
Dillingen	Münchner Hof	Bahnhofstraße
Donauwörth	Schützen	Maximilianstraße
Füssen	Rose	Blumenstraße
Friedberg	Prinz Karl	Maximilianstraße
[illegible]	Löwenbrauerei	Marienstraße
Günzburg	Münchner Hof	Bahnhofstraße
Gundelfingen	Münchner Hof	Bahnhofstraße
Göppingen	Bräustüble	Moltkestraße
Hohenhausen	Augsburger Hof	Schützenstraße
Ingolstadt	Schüßle	
Immenstadt	Schießhaus	Schützenstraße
Illertissen	Bad Wolf	Hindenburgstraße
Höchstädt	Schützen	Maximilianstraße
Kaufbeuren	Grüner Baum	Friedenstraße
Kellmünz	Bad Wolf	Hindenburgstraße
Kempten	Schießhaus	Schützenstraße
Kötzting	Bahnhofhotel	Bahnhofstraße
Kotzheim	Schützen	Maximilianstraße
Krumbach	Waldeck	Moltkestraße
Lauingen	Münchner Hof	Bahnhofstraße
Lechbruck	Löwenbrauerei	Marienstraße
Lindau	Schießhaus	Schützenstraße
Lindenberg	Schießhaus	Schützenstraße
Marxheim	Schützen	Maximilianstraße
Memmingen	Bad Wolf	Hindenburgstraße
Mergentshausen	Grüner Baum	Friedenstraße
Mehring	Konzertsaal	Moltkestraße
Mettingen	Weizenbrauerei	Marienstraße
Mittelberg-Oy	Weizenbrauerei	Marienstraße
Mindelheim	Deutsches Haus	Kirchenplatz

38

Ortsgruppe	Lokal	Straße
Mittenwald	Weizenbrauerei	Marienstraße
Monheim	Fränkischer Hof	Bahnhofstraße
Marktoberdorf	Bavaria	An der kleinen Donau
Neßelwang	Schießhaus	Schützenstraße
Neuburg	Bayerischer Hof	Marienstraße
Nördlingen	Prinz Arnulf	Arnulfstraße
Oberstaufen	Bayerischer Hof	Marienstraße
Obergünzburg	Löwenbrauerei	Marienstraße
Oettingen	Bayerischer Hof	Marienstraße
Ottobeuren	Deutsches Haus	Kirchenplatz
Otting-Weilheim	Prinz Karl	Maximilianstraße
Pfaffenhausen	Bräustüble	
Pfaffenhofen	Bräustüble	Moltkestraße
Pfronten	Schießhaus	Schützenstraße
Rain am Lech	Schützen	Maximilianstraße
Roggenburg	Letzter Heller	Baumgartlesweg
Senden	Letzter Heller	Baumgartlesweg
Sonthofen	Schießhaus	Schützenstraße
Schrobenhausen	Stadt Athen	Hindenburgstraße
Schwabmünchen	Stadt Athen	Hindenburgstraße
Tapfheim	Stadt Lindau	Bahnhofstraße
Thierhaupten	Stadt Linden	Bahnhofstraße
Tannhausen	Bräustüble	Moltkestraße
Türkheim	Stadt Athen	Hindenburgstraße
Tussenhausen	Stadt Lindau	Hindenburgstraße
Untereichingen	Letzter Heller	Baumgartlesweg
Vöhringen	Prinz Karl	Maximilianstraße
Weißenhorn	Letzter Heller	Baumgartlesweg
Welden	Stadt Lindau	Bahnhofstraße
Wemding	Bayerischer Hof	Marienstraße
Wertingen	Löwenbrauerei	Marienstraße
Zusmarshausen	Stadt Linden	Bahnhofstraße

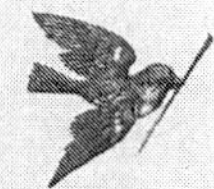

39

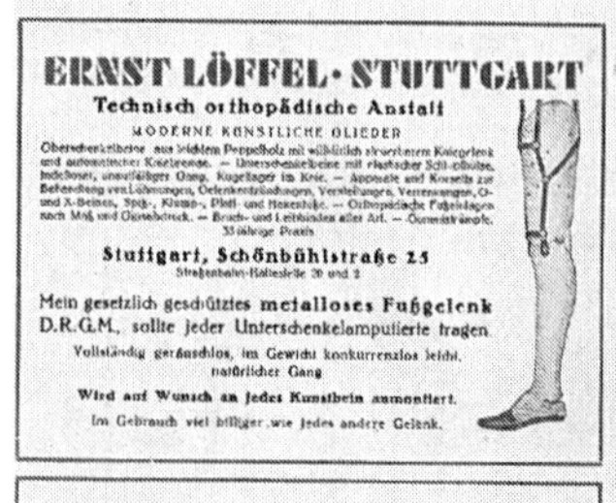

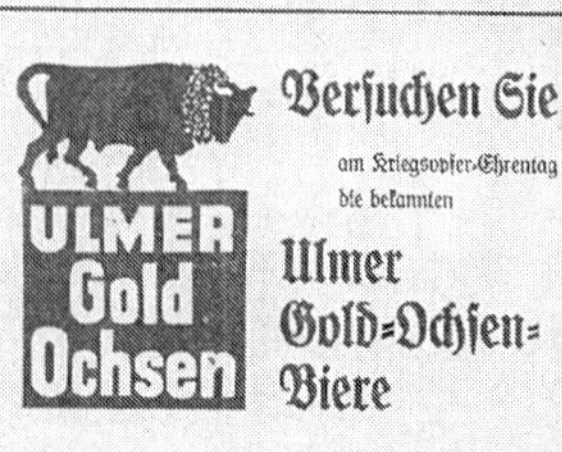

Druck J. Ebner, Ulm. Verantwortlich für den Anzeigenteil: Albrecht, Ulm

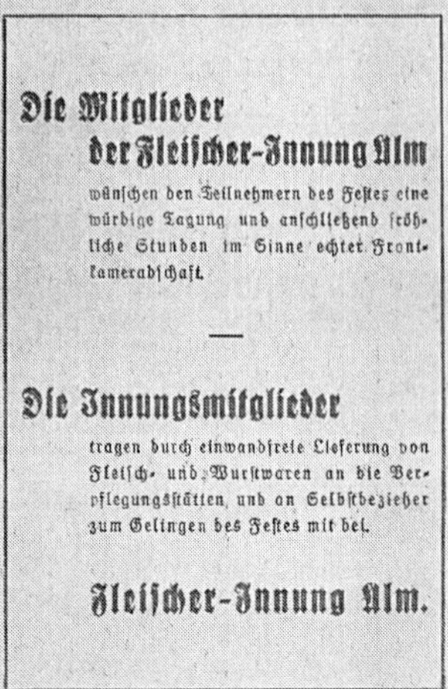

Dokumente aus dem Ulmer Stadtarchiv
Programm und Pressereaktionen

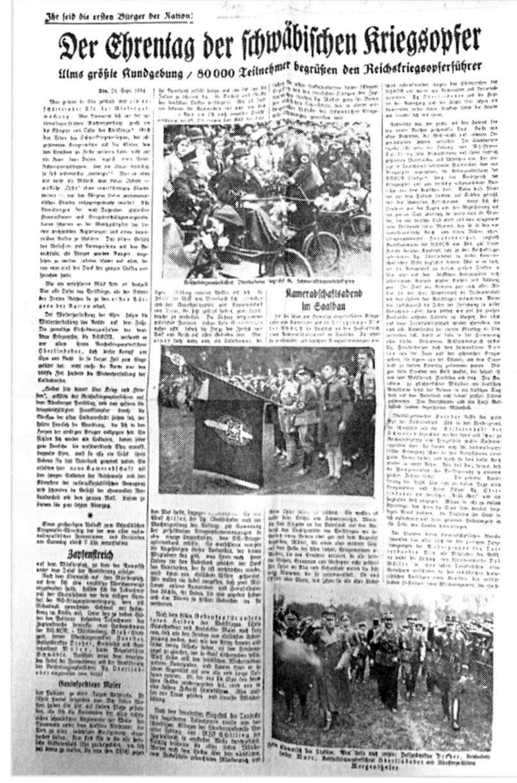

Ihr seid die ersten Bürger der Nation!

Der Ehrentag der schwäbischen Kriegsopfer

Ulms größte Kundgebung / 80 000 Teilnehmer begrüßen den Reichskriegsopferführer

Kameradschaftsabend im Saalbau

Zapfenstreich

Das Schaugefecht der Reichswehr

Eine „Stunde der Wehrmacht" für die Kriegsopfer

Der Plan, ein Schaugefecht vor breitester Öffentlichkeit durchzuführen, wurde von der Festungskommandantur schon vor einigen Monaten erwogen, also lange bevor auf dem Nürnberger Parteitag dieser Gedanke großzügige Verwirklichung fand. Daß das Ulmer Schaugefecht nun gerade auf den großen Frontsoldaten- und Kriegsopferehrentag fiel, trifft sich sehr glücklich; denn was hätte den alten Frontkämpfern wohl ein eindrucksvolleres Schauspiel bieten können als diese mustergültigen Vorführungen der Ulmer Truppenteile. Mit Stolz und Bewunderung verfolgten die kriegserprobten Männer die Gefechtshandlungen in allen Einzelheiten, und die kriegerischen Bilder weckten manche Erinnerung an unvergeßliche Fronterlebnisse. Vor dem geistigen Auge der Witwen und Waisen aber erstand das Bild vom Heldentod der Gefallenen. So war dieses Schaugefecht weit mehr, als ein unterhaltendes militärisches Schauspiel; es diente vor allem auch der Festigung der Verbundenheit zwischen Wehrmacht und Kriegsopfer.

Wieder hatten sich Zehntausende im Stadion eingefunden. Von 2 Uhr ab spielte das Musikkorps des Jägerbataillons unter Nauders Leitung stramme Marschmusik. Vor den dicht gefüllten Zuschauerplätzen dehnte sich bis hinunter zum „Wald" der Friedrichsau ein weites, leeres Kampffeld.

Der Kommandant der Festung Ulm,

Oberst Hahn

leite die Stunde der Wehrmacht mit folgender Ansprache ein:

Soldaten des großen Krieges! Die Wehrmacht heißt Euch willkommen. Wir Soldaten der jungen Armee grüßen Euch in tiefer Ehrfurcht und hoher Dankbarkeit; Euch, Ihr schwäbischen Helden, die Ihr draußen Blut und Gesundheit gabet für Deutschlands Ehre. Wir Offiziere der Deutschen Armee kämpften damals neben Euch im Schlachtendonner. Wir sahen Eure Tapferkeit und wußten, daß mit solchen Männern Deutschland nie untergehen kann.

Dann kamen die Jahre der Nacht, der Not und der Schmach, wo nur eines sicher stand: der Soldat! Stets hat Euch mit uns — lange unausgesprochen — verbunden das Fronterlebnis, die Frontkameradschaft. Bis der unbekannte Soldat alle zusammenführte, die an Deutschland glauben, bis Adolf Hitler unter dem Jubel der Wehrmacht ihr Oberbefehlshaber wurde.

Der Führer kann sich auf seine Soldaten verlassen.

Ihr wißt aus Eurer Soldatenzeit: langes Reden ist nicht Soldatenart. Der Soldat befiehlt, er gehorcht, er arbeitet, er handelt. Und so treten heute die jungen Soldaten des Standortes Ulm vor Euch und geben Euch ein Bild aus ihrer Berufsarbeit. Noch drücken uns die schweren Fesseln des Vertrages von Versailles. Noch wagen die anderen Völker, obwohl unsere Unschuld am Kriege feststeht, uns keine Gleichberechtigung zuzuerkennen. Aber an einem kann man uns nicht hindern und das sollt ihr auch sehen, daß aller Zwang und aller Druck den Flug unseres Geistes, die ungeahnten Kräfte unseres Willens nicht zu lähmen vermochten.

Wir, die Waffenträger der Nation, arbeiten unermüdlich an der Vervollkommnung unserer Waffenausbildung. Wir sind bereit und entschlossen, Deutschlands Grenzen zu schützen nach deutscher Soldatenart. Eure Soldatentugenden leuchten uns voran. So werden wir den Weg unserer Pflicht fortsetzen, still und stark, um damit gerade Euch, den Verletzten des großen Krieges, den ersten Soldaten des Reiches, den Dank abzustatten, den Ihr verdient!

*

Pünktlich um 3 Uhr wird es auf dem Kampffeld lebendig. Pioniere im Sportanzug bauen blitzschnell ein umzäuntes Gehöft und eine Brücke mit zwei Rampen auf, markieren eine Straße quer durch die Schulspielwiese, lassen Büsche und Hecken wachsen. In knapp fünf Minuten ist der riesige Platz in kleine Teile aufgelöst, und für die Deckung bietet sich jetzt mannigfache Gelegenheit.

Der Kampf beginnt

Jetzt besetzt die rote Abteilung das Gefechtsfeld; es wird angenommen, daß Rot sich beiderseits des Stadions zur Verteidigung gegen einen von Thalfingen anrückenden Gegner eingerichtet hat. Man muß sich die Gefechtshandlung natürlich sowohl nach den Seiten als auch nach rückwärts verlängert und vergrößert vorstellen. Die vordersten Gefechtsvorposten streifen durch die Friedrichsau; auf der Schulspielwiese liegen leichte Maschinengewehre und Schützen, während schwere Maschinengewehre von den Tribünen her das Kampffeld bis zu den ehemaligen Befestigungsanlagen in der Friedrichsau beherrschen. Hier sind auch die Beobachtungsstellen der Artillerie, die noch weiter rückwärts in Stellung ist. Noch ist Ruhe. Über die auf den gelegten Spuren über das Feld jagenden Meldehunde verraten, daß der Feind naht. Pioniere überziehen rasch das vordere Kampffeld mit Hindernissen aller Art, mit Drahtzäunen, Drahtrollen, Stolperdrähten; Minen sperren den Weg für etwaige gepanzerte Kraftwagen des Gegners.

3.15 Uhr setzt der Feuerkampf der ausweichenden Gefechtsvorposten ein; diese räumen das Baumgelände beim Fort Friedrichsau und gehen auf die rote Hauptstellung zurück. Artilleriefeuer setzt von beiden Seiten her ein; die Einschläge überziehen das Kampffeld wie Rauchfontänen. Ein Geschütz jagt eilig in eine neue Stellung zurück, und Reiter galoppieren geschickt zwischen den Hindernissen hindurch zu ihren Stäben.

Die l.M.G. haben offenbar den Gegner erkannt; sie eröffnen ein heftiges Feuer. Da brechen plötzlich zwei blaue M.G.-Kraftwagen (Nachbildungen!) aus dem Fort der Friedrichsau hervor, zischen sich bis in die Mitte der Spielwiese heran. Ein heftiger Feuerregen überschüttet die Auffahrt. Einer gerät ins Minenfeld und bleibt liegen, während der andere sich durch Vernebelung deckt und verschwindet. Jetzt ist die blaue Partei über die Verteidigungsstellung unterrichtet. Rot sprengt rasch die Brücke, um dem Gegner den Vorstoß zu erschweren.

Auffallende Ruhe liegt plötzlich über dem Gefechtsfeld.

Ruhe vor dem Sturm!

Blau rüstet zum Angriff, bringt seine schweren Waffen in Stellung. Rot verfolgt die Bereitstellung des Gegners genau und beschießt plötzlich mit Heftigkeit die erkannten M.G.-Nester mit Artillerie. Unter dem Schutz des blauen M.G.-Feuers aus dem erhöhten Gebäude des Forts Friedrichsau schreitet der Angriff gegen die rote Hauptkampflinie rasch fort. Blaue Schützen treten auf die Schulspielwiese heraus, dringen bis zur zerstörten Brücke vor, werden aber durch das mit Leuchtkugeln rasch angeforderte Ratfeuer von Rot aufgehalten. Der Angriff droht zu stocken. Da brechen unvermutet Kampfwagen (Nachbildungen!) aus der Friedrichsau hervor. In ihrem Schutz wird der Angriff erneut vorwärts getragen. In kurzen Sprüngen von etwa 10 Meter wird Stück um Stück des Gefechtsfeldes genommen. Der Einbruch in die rote Hauptstellung ist nur noch eine Frage von Minuten. Blau sammelt sich zum

Sturmangriff

Was in die Tiefe gegliedert war, schließt rasch nach vorne auf. Die Handgranaten werden freigemacht, die Seitengewehre aufgepflanzt. Auf das Signal „Rasch vorwärts" brechen die blauen Sturmtruppen in die rote Hauptkampfstellung ein, während bereits eine blaue Batterie auf dem Wiesengelände beim Fort Friedrichsau auffährt. Auch ein blauer Begleitzug erscheint auf dem Gefechtsfeld.

In diesem kritischen Augenblick setzt Rot zum Gegenstoß an. Artillerie vergast das Gelände, und durch Gasmasken geschützt, stürzt sich ein Schützenzug, der im Stadion in Bereitschaft stand, auf die Angreifer.

Dem einsetzenden Nahkampf macht das Schlußsignal ein Ende. Jede Bewegung ruht, als „Das Ganze" geblasen wird, und auf das „Halt" erhebt sich plötzlich alles, und der Zuschauer staunt über die große Zahl der fast unsichtbar im Gelände verborgenen Kämpfer.

Riesiger Beifall der Zehntausende rauscht auf. Musik marschiert vor die Tribüne und stimmt die beiden Nationalhymnen an, die alles mitsingt.

Der Vorbeimarsch

Den Abschluß bildet der Vorbeimarsch der Truppen des Standorts vor dem Kommandanten der Festung, Oberst Hahn, an dessen Seite sich der Reichskriegsopferführer Oberlindober und Ministerpräsident Mergenthaler befinden. Drei Schwerkriegsbeschädigte werden angefahren und grüßen die vorbeimarschierenden jungen Kameraden mit erhobener Hand, ein ergreifendes Bild.

Die Leitung des Schaugefechts hatte Major Wagner, die Ansage führte Oberleutnant Schuz aus. Für Verpflegung der Kriegsopfer hatte die Reichswehr in verschiedenen Stadtteilen Feldküchen zur Verfügung gestellt; die NS.-Kriegsopferschaft brachte die Lebensmittel dazu.

Oberst Hahn, der Kommandant der Festung Ulm, nimmt den Vorbeimarsch der Ulmer Truppenteile ab; links von ihm Ministerpräsident Mergenthaler, rechts Reichskriegsopferführer Oberlindober. Die Zuziehung der drei Schwerkriegsbeschädigten zum Vorbeimarsch war von symbolischer Bedeutung: Die Wehrmacht ehrt die Kriegsopfer!

Gedenktafelweihe im Rathaus

Am Sonntag mittag wurde als Auftakt zum großen Kriegsopferehrentag im Rathaus die Gefallenengedenktafel eingeweiht und damit ein altes Versäumnis des Systems gutgemacht. Die Tafel war von den Farben des neuen Reichs und der Stadt Ulm umrahmt, 2 SA-Ehrenposten mit Fakkeln stellten die Ehrenwache. Von jedem städtischen Amt und Betrieb war eine Abordnung erschienen. Die Partei in ihren einzelnen Gliederungen hatte Vertreter entsandt, sowie 2 SA-Fahnen.

Nach einleitenden Klängen der Standartenkapelle führte Oberbürgermeister Foerster aus, daß wir heute zusammengekommen seien zu einer ernsten und stillen Feierstunde, um derjenigen Männer und Kameraden des Weltkrieges zu gedenken, die von dieser Stätte ausgezogen und nicht mehr heimgekehrt sind. Oberbürgermeister Foerster begrüßte insbesondere die erschienenen Angehörigen der gefallenen Helden. Wenn in dieser Zeit, so fuhr er weiter, in allen deutschen Landen den gefallenen Helden Denkmäler errichtet werden, spricht daraus die nationalsozialistische Erkenntnis, daß denen ein Denkmal gehört, die ihr Vaterland bis in den Tod liebten und ihm treu waren. Der Nationalsozialismus betrachtet den Krieg nicht als eine Angelegenheit, wie es das Novembersystem getan hatte, die man einfach auslöschen könne, und verkleinere nicht aus diesem Grund das Opfer dieser Helden. Wenn der Nationalsozialismus auch mit Adolf Hitler den Frieden als das höchste Gut ansehe, so sei er doch weit entfernt von jeder weichlichen und pazifistischen Auffassung. Die gefallenen Helden sind es, denen wir nachzueifern haben. Auch in unserer alten Soldatenstadt Ulm kam es unter dem alten System dazu, daß man nicht einmal in diesem alten, ehrwürdigen Rathaus den gefallenen Kameraden ein Denkmal gesetzt habe. Für ihn als Oberbürgermeister und den nationalsozialistischen Gemeinderat war es eine Selbstverständlichkeit, dieses Versäumnis nachzuholen. Diese Männer legten den Grundstein zum neuen Reich. So weihe er dieses Denkmal den Toten zum Gedächtnis, den Lebenden zur Nacheiferung.

Hierauf legten Vertreter der städtischen Beamtenschaft, Angestelltenschaft und Arbeiterschaft Kränze in dankbarem Gedenken an die toten Kameraden nieder. Namens und im Auftrag des Reichskriegsopferführers legte Kamerad Wedel-Berlin einen Kranz nieder. Er gedachte in warmen Worten der Kameraden, die vor 20 Jahren ausgezogen sind und nicht mehr heimkehrten, die in den Massengräbern von Verdun, den Karpathen ruhen und nicht zuletzt an diejenigen, über die sich heute die Wellen des Skagerraks hinwegwälzen. Sie haben gehandelt, ohne zu fragen: Was bekomme ich dafür? Wir lebenden Soldaten gedenken ihres großen Opfers. Uns ist die Ehre wieder gegeben worden durch den Frontsoldaten Adolf Hitler. Wir haben nur eines zu tun: ungeheuer stolz zu sein, daß wir es gewesen sind, die Deutschland gerettet haben, und daß Adolf Hitler einer der Unsrigen ist. Wir lebenden Soldaten haben von den 2 Millionen des Weltkriegs ein Erbe übernommen: daß wir in unwandelbarer Treue zu unserem Führer und Kanzler stehen und weiterhin, daß wir des Versprechens eingedenk sind, für die Hinterbliebenen unserer Gefallenen, für ihre Witwen, Kinder und armen alten Eltern zu sorgen. In der kleinsten Hütte hängt heute ein Bildnis unseres Frontsoldaten Adolf Hitler. Wenn wir darauf sehen, so wissen wir: Wir haben einen guten Kameraden!

Namens der schwäbischen Kriegsopfer legte dann Kamerad Freudenberger mit tief empfundenen Worten einen Kranz nieder. Während die Musik das Lied vom guten Kameraden spielte, erhoben sich die Hände zu stillem Gedenken. Mit dem Deutschland- und Horst-Wessel-Lied fand die erhebende Feier ihren Abschluß.

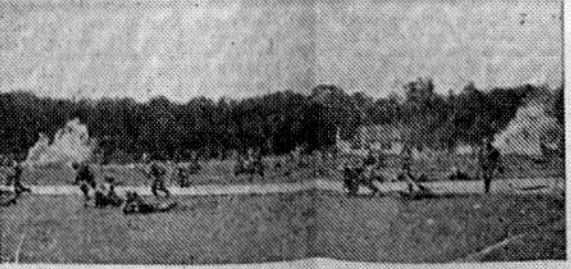

Augenblicksbild aus dem Schaugefecht: Der Angreifer dringt in kurzen Sprüngen von der Friedrichsau her in das zerstörte Gefechtsfeld ein.

Kraftfahrdienst für 4000 Schwerkriegsbeschädigte

I K/56 zusammen mit Fahrzeugen des DDAC Ulm und einer kleineren Anzahl Ulmer Fahrzeugbesitzer, die sich ebenfalls in den Dienst der guten Sache gestellt hatten, führten den Transport der etwa 4000 Schwerkriegsbeschädigten von den Bahnhöfen ins Stadion und von dort zurück in die Standquartiere durch. Zur Beförderung zur Bahn am Abend standen die Fahrzeuge wieder zur Verfügung. Die Aufgabe war nicht ganz einfach, insbesondere deshalb nicht, weil als Fahrweg eine für Kraftfahrzeuge nicht sehr günstige Strecke bestimmt war. Die gefahrene Kilometerzahl der Fahrzeuge zusammen betrug 12 bis 14 000 Klm. Von M 56 standen für Meldezwecke einige Kraftradfahrer zur Verfügung.

Verantwortlich waren der Führer der K-Abteilung 56 L. Schmid und der Führer der K I/56 E. Schulze, mit ihren Mitarbeitern. Festgestellt muß leider werden, daß sich bei weitem noch nicht alle in Frage kommenden kraftfahrenden Volksgenossen für den edlen Zweck zur Verfügung gestellt haben, wie es mit Recht hätte erwartet werden können.

× **Alte Linden und Eichen erzählen.** Der NS-Presse-Kalender „Schwabenland—Heimatland" 1935 bringt unter der Reihe seiner Beiträge auch einen interessanten Aufsatz über die ältesten und historischen Linden und Eichen unserer schwäbischen Heimat. Bilder von der Schloßlinde in Tübingen, von der 1000jährigen Eiche in Neuenstadt und der Bockseiche bei Welzheim illustrieren den Aufsatz. In überaus feiner Weise werden die Sagen und Volksmärchen, die sich um diese Bäume winden, erzählt.

× **Der Zirkus kommt.** Busch, der altbekannte deutsche Großzirkus, kündigt sein bevorstehendes Gastspiel in unserer Stadt an. Das hat nicht nur die Bedeutung einer besonders reizvollen Unterhaltung, sondern auch wirtschaftliche Bedeutung. Man denke nur an die hunderte Artisten und Angestellten, die in den Tagen des Gastspiels ihren gesamten Bedarf in den Ulmer Geschäften decken, ganz zu schweigen von den tausenden Fremden, die das Gastspiel in die Stadt zieht. Hinzu kommt vor allem die erhebliche Menge an Futter und Betriebsstoffen, die täglich gebraucht werden. Im Vordergrund aber steht die Freude am Zirkus selbst, die am allergrößten natürlich bei der Jugend ist.

× **Von der Post.** Vom 1. Oktober an ist Einzelpostgut zugelassen von hier sowie von Söflingen und Wiblingen nach Stuttgart, München und Berlin.

Im Gegensatz zur Aufstellung der Michaelsfigur am Tag der Garnison war der zweite Schwäbische Kriegsopfer-Ehrentag durch die neu gegründete nationalsozialistische Kriegsversehrten-Versorgungsorganisation (NSKOV: Nationalsozialistische Kriegsopferversorgung) organisiert. Das Veranstaltungsprogramm zierte auf der ersten Innenseite ein Foto Adolf Hitlers mit dem Zitat: »Und Ihr habt doch gesiegt!«. Lokale Brauereien, Cafés und Unternehmen, zum Teil heute noch in Ulm ansässig, begrüßten die Teilnehmenden. Die körperlich Kriegsversehrten wurden zu Ehrenbürgern der Nation erklärt und erfuhren sicher aus ihrer Sicht endlich Anerkennung und Gerechtigkeit, während die seelisch Kriegstraumatisierten Anerkennung und ihre Renten verloren und später im Rahmen der Aktion T4, der organisierten Tötung psychisch Kranker, zum Teil getötet wurden.

Konsequenterweise führten die Nationalsozialisten 1938 für Wehrmachtsangehörige ein Wehrmachtsfürsorge- und -versorgungsgesetz ein, welches nicht mehr wie in der Weimarer Kriegsopferversorgung am Zivilberuf und der Teilhabe ansetzte und das Konzept der Erwerbsminderung aufgab. Vielmehr legte die Schwere der Verwundung, also das Ausmaß des Opfers für das Land, die Entschädigung fest – differenziert nach Dienstgraden. Hudemann (1988, S. 397) kommentiert diese Entwicklung dahingehend, dass das SS-Regime letztendlich ein Versorgungssystem geschaffen habe, welches

> *»zwar die Grundprinzipien des RVG von 1920 teilweise weiterentwickelte, sie jedoch in wesentlichen Bereichen unter dem Primat der Aufrüstung und Kriegsbereitschaft abwandelte bzw. ergänzte und damit den Grundcharak-*

ter des Systems von der Stellung des Soldaten als Mitglied der zivilen Gesellschaft weg und hin zum Wehrdienst als Ehrendienst der Nation verschob«.

Abwertung und Stigmatisierung der »Kriegszitterer« und »Schüttelneurotiker«

Neben den körperlich Versehrten gab es im Ersten Weltkrieg zahlreiche psychisch traumatisierte Personen. Sie wurden als »Kriegszitterer« oder »Schüttelneurotiker« bezeichnet. Ein, wie wir heute sagen würden, dissoziatives Bewegungsstörungsbild, welches vor allem unter Granatbeschuss im Schützengraben entstand, wo viele Personen in panischer Angst dem Fluchtreflex, unserer angeborenen Reaktion auf bedrohliche Situationen, ebenso wenig nachgehen konnten wie der direkten Gegenaggression. Sie sahen neben sich ihre Kameraden verwundet oder getötet und dissoziierten, weil sie die lebensbedrohliche Spannung nicht aushielten. Viele konnten sich nicht mehr auf den Beinen halten, manche verweigerten die Nahrungsaufnahme und entwickelten panische Angst in Bezug auf Trigger, z. B. Uniformen oder Geräusche.

Vielen dieser Betroffenen wurde vom militärischen und ärztlichen Establishment misstraut, sie wurden als Simulanten missachtet und man versuchte, sie mit teilweise absichtlich schmerzhaften Elektroschocks wieder kampfeinsatzfähig zu machen. Kurz nach Ende des Ersten Weltkriegs kam es in Wien, auf Druck von Heimkehrerverbänden und nach der Publikation des Beitrags »Die elektrische Folter« in der sozialdemokratischen Wochenschrift »Der freie Soldat« zur Untersuchung von Pflichtverletzungen militärischer Organe im Krieg. Der spätere Nobelpreisträger Julius Wagner-Jauregg war Teil dieser Kommission, geriet aber schnell, wegen des Einsatzes von Elektroschocks in seiner Klinik, in den Verdacht, solche Patienten selbst regelrecht gefoltert zu haben.

Sigmund Freud bewertete in einem beauftragten Gutachten (handschriftliche Expertise vom 25. Februar 1920[8]) zwar die »elektrische Heilmethode sehr kritisch«, sprach sich aber eindeutig für die fachliche Integrität der Persönlichkeit Wagner-Jauregg aus. Dieser trat daraufhin persönlich rehabilitiert aus der Untersuchungskommission aus. Heute könnte man sagen, dass in den ärztlichen Standesorganisationen die Stellung der Psychoanalyse massiv gestärkt wurde, indem mit Wagner-Jauregg ein herausragender Vertreter der klassischen, heute würden wir es nennen »biologischen Psychiatrie«, durch Freuds Gutachten rehabilitiert wurde.

Während in Frankreich die psychisch Versehrten den körperlich Versehrten gleichgestellt wurden und als »Invalides du Courage« (Invaliden der Tapferkeit) bezeichnet wurden, wurden sie in Deutschland herabgesetzt und von meinen damaligen Fachkollegen abwertend begutachtet. Maria Hermes-Wladarsch hat in ihrer medizinhistorischen Dissertation Tausende Krankenakten durchgesehen. In einem Spiegel-Interview (Wöhrle 2020) betont sie, dass nach der geltenden psychiatrischen Lehrmeinung in Deutschland Kriegserlebnisse und die invalidierenden Erkrankungen kausal nicht zusammenhingen:

8 Österreichisches Staatsarchiv. http://wk1.staatsarchiv.at/sanitaet-und-hygiene/sigmund-freud-gutachten-zu-elektroschocks/ (10.03.2022).

»Die Kälte, die aus den Aufzeichnungen der Ärzte spricht, kann einen erschrecken. Es wurde dann oft auch gar nicht mehr weiter darauf geschaut, wie die Patienten ihr Leiden verarbeiten.«

Häufig sei »schwächliche Konstitution oder eine erbliche Belastung als Ursache angesehen worden. Behandlungsformen wie die Elektrokrampftherapie waren wohl eher auch als Abschreckung gedacht. Oft diente die Behandlung aber nur dem Ziel, den Soldaten wieder kampffähig zu machen«.

Nach Kampfeinsätzen sind Soldaten oft traumatisiert. »Kriegszitter« nannte man sie im Ersten Weltkrieg, sie galten als weich, schwach, gar hysterisch. Seitdem hat sich der Blick auf psychische Leiden starkt verändert.

Mit einem Gesetz vom 3. Juli 1934, also noch kurz vor der Aufstellung der Michaelsfigur im Ulmer Münster, regelten die Nationalsozialisten, dass seelische Erkrankungen grundsätzlich nicht mehr als Folge erlittener Kriegstraumata anerkannt wurden. Während die körperlich Versehrten gleichzeitig wieder mehr Sozialleistungen erhielten und zu Ehrenbürgern der Nation hochstilisiert wurden, wurden psychisch Traumatisierte, welche einen »Schockschaden« erlitten hatten, sozialdarwinistisch als von schwächlicher Konstitution bezeichnet, und eine kausale Ursache des Schocktraumas wurde weitgehend verneint. Dies war aber noch nicht alles: Im Rahmen der Krankentötungen, der sogenannten »Euthanasie«, wurden ca. 5.000 psychisch traumatisierte Soldaten des Ersten Weltkriegs in den Tötungsanstalten der Aktion T4, wie z. B. in Grafeneck, umgebracht (vgl. dazu Rauh 2010).

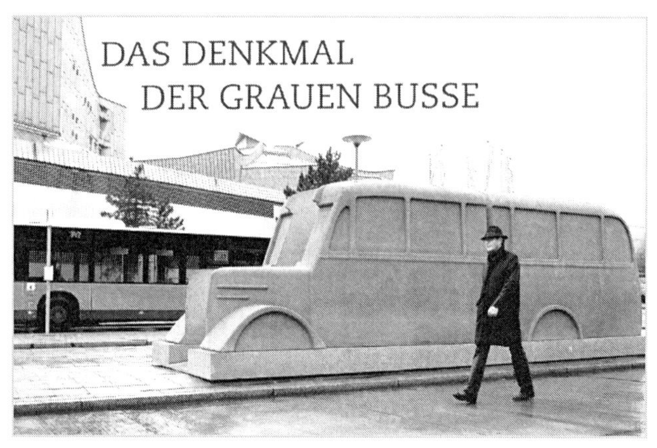

Titelblatt: Das Denkmal der Grauen Busse: Denkmal für die Opfer der Krankenmorde der nationalsozialistischen »Aktion T4« im Zentrum für Psychiatrie Weißenau in Ravensburg (Stadt Ravensburg et al. 2012)

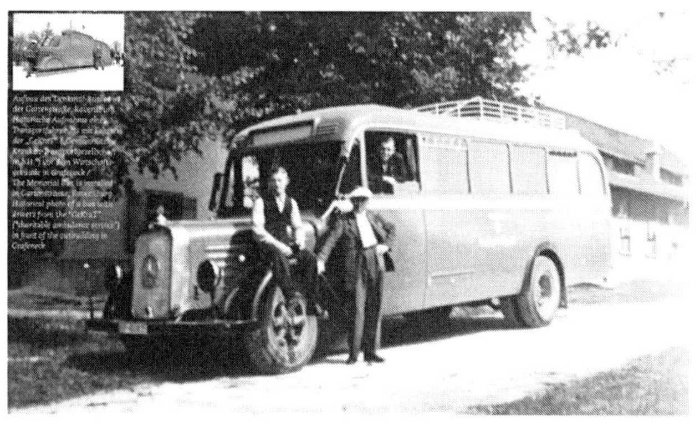

Historische Aufnahme eines Transportfahrzeugs mit Fahrern der »GeKraT« (Gemeinnützige Kranken- und Transportgesellschaft) vor dem Wirtschaftsgebäude in Grafeneck (Stadt Ravensburg et al. 2012, S. 67)

Im Zweifel für die Täter – nicht für die Opfer

Diese Vorgeschichte sollte man kennen, will man den katastrophalen Umgang deutscher Behörden und deutscher Psychiater mit KZ-Insassen nach dem Krieg verstehen. Zentrale Fragen nach der Kausalität, der Subtraktion vorbestehender Belastungen und Störungen prägten und prägen unser soziales Entschädigungsrecht bis heute und führen dazu, dass die Hoffnung der Betroffenen auf Gerechtigkeit oder wenigstens Anerkennung ihres Leids häufig genug bitter enttäuscht wird.

In ihrem Roman »Landgericht«, der auch verfilmt wurde, hat die Schriftstellerin Ursula Krechel (2014) auf der Basis einer realen Geschichte am Beispiel eines jüdischen Richters, der von den Nationalsozialisten aus dem Amt gedrängt wurde, und seiner »arischen Frau«, die sich nicht von ihm trennen wollte, mit großer Eindrücklichkeit die Zeit der Vertreibung, Flucht, das Wiederzusammenfinden nach dem Krieg und das Ringen der Opfer um juristische Anerkennung dargestellt. Ein Richter, der im Kampf um sein Recht und die Anerkennung des Leids immer verzweifelter wird. Im Klappentext des Buches heißt es sogar, sein Kampf nehme »Kohlhaas'sche Züge« an, was meines Erachtens falsch ist, aber andeutet, wie die Verzweiflung an permanent erlebtem Unrecht zum Rechthabenwollen fast um jeden Preis führen kann. Eine kurze Passage aus dem Buch führt uns in die Entschädigungsgesetzgebung der 1950er Jahre:

»Am 18. September 1953 war das Bundesergänzungsgesetz in Kraft getreten, das allen durch den Faschismus Geschädigten das Empfinden gab, nun endlich – 8 Jahre nach der Niederschlagung des Nationalsozialismus – würde ihnen Genugtuung geschehen. Es war aber eine überstürzte Maßnahme, um ein besseres Entschädigungsgesetz, das als Initiativentwurf schon beim Bundesrat lag, zu verhindern. Diejenigen, die Papiere, Akten und Rechnungen aufbewahrt hatten, fühlten sich bestätigt. Kornitzer [der Richter im Roman; Anm. J. M. F.] las das neue Gesetz, das das Finanzministerium durchgepeitscht hatte, mit seinem kritischen Berufsverstand und war sehr enttäuscht: es war eine Inflation der Worte; Streit, Misshelligkeiten, eine Auslegung zu Ungunsten der Opfer war vorauszusehen. Der sozialdemokratische Bundestagsabgeordnete Adolf Arndt bezeichnete das Gesetz nicht nur rechtstechnisch, sondern auch moralisch als so schlecht, dass man sich wieder schämen müsse, ein Deutscher zu sein [...]. In der Folge siegte die Paragraphenreiterei, die kleinliche und schleppende Bearbeitung der Anträge. Man wollte Bittsteller in den Ämtern und in den Wiedergutmachungskammern der Gerichte, keine Anspruchsberechtigten. Völlig neue Krankheitsbilder, die keinem gängigen Schema zuzuordnen waren, mussten diagnostiziert und den Ämtern vermittelt werden: Entschädigungsneurosen, Entwurzelungsdepression, erlebnisbedingter Persönlichkeitswandel. Der SPD Abgeordnete Hermann Runge berichtete nach einem Zeitungsartikel im ›Aufbau‹ vom 17. September 1954, dass allein in New York 15.000 anspruchsbe-

rechtigte Emigranten im Alter von über 75 Jahre lebten. Auf die Beschwerde eines 78-Jährigen hin schrieb die entsprechende Behörde, dass sie zurzeit nur die Anträge der über 80-Jährigen bearbeiten könne und sein Antrag vorerst ruhen müsse. Der baden-württembergische Justizminister verstieg sich zu der Aussage, die Antragsteller seien Rentenjäger« (Krechel 2014, S. 385 f.).

Dieses Bundesentschädigungsgesetz enthielt viele Einschränkungen, so konnten zum Beispiel nur Juden, die dem deutschen Kulturkreis entstammten, überhaupt eine Entschädigung beantragen. Dies schloss viele Opfer aus den von den Nazis eroberten Gebieten aus und konfrontierte emigrierte »deutsche Juden« damit, dass sie sich zu ihrem Deutschtum bekennen mussten. Christian Pross (1988) weist auf ein Urteil des BGH hin, wo die Leistungen abgelehnt wurden, weil dem Antragsteller »der Willen, deutsch zu fühlen«, abgehe. Damals eingeführt wurde wenigstens eine sogenannte »Rechtsvermutung«, dass nach mindestens sechsmonatiger KZ-Haft von einer Schädigung ausgegangen werden könne. Wir werden später sehen, dass in Deutschland ab 2024 wieder eine Rechtsvermutung gelten wird, die eine begründete Annahme der Ursächlichkeit von Traumafolgen ermöglicht. Bis dahin müssen im deutschen sozialen Entschädigungsrecht Kausalitäten, also ursächliche Zusammenhänge, im Einzelfall plausibel gemacht werden.

Kurt Eissler, der amerikanische Psychoanalytiker, beschreibt in seinem Beitrag »Die Ermordung von wie vielen seiner Kinder muss ein Mensch symptomfrei ertragen können, um eine normale Konstitution zu haben« (1963), den Fall eines von deutschen psychiatrischen Gutachtern, den sogenannten »Vertrauensärzten«, abgelehnten Patienten, den er in der Auseinandersetzung mit den deutschen Behörden erneut untersuchte. Er kritisiert zentrale Konstrukte, die von den deutschen Vertrauensärzten aufgeworfen wurden, welche die Traumafolgestörungen als anlagebedingte Defekte sehen wollten und den Betroffenen häufig Simulation unterstellten. Ausführlich geht Eissler auch auf die sogenannten »Brückensymptome« ein, also die Frage, ob nach schwer belastenden traumatischen Ereignissen eine gewisse Zeit des mehr oder weniger symptomfreien Zurechtkommens vorkommen könne und erst dann Symptome ausbrechen, die im Alltag extrem beeinträchtigend sind, oder ob es zumindest eine leichte Symptomatik, Hinweiszeichen oder Ähnliches im Sinne von »Brückensymptomen« braucht, um einen kausalen Zusammenhang mit einer späteren invalidierenden Erkrankung überhaupt annehmen zu können. Früh arbeitet Eissler hier eine Trauma-Definition heraus, die auch heute noch die zentralen Merkmale in Klassifikationssystemen umreißt:

> *»Jeder psychobiologische Organismus kann geschädigt werden. Wenn einem Organismus Beanspruchungen, die eine Toleranzgrenze übersteigen, auferlegt werden, so verlieren manche seiner Funktionen ihre frühere Leistungsfähigkeit. Wir sprechen dann von Traumen. Es mag sich dabei um Reizeinwirkungen handeln, die einmalig erfolgen, aber so intensiv sind, dass sie zerstörend oder schädigend wirken, oder um Reizeinwirkungen, die an und für sich erträglich sind, aber durch die Dauer ihrer Einwirkung ihren deletären Effekt erzielen. Reize können*

> *aber auch eine traumatische Wirkung entfalten, wenn sie einen bereits geschädigten Organismus treffen«*
> *(Eissler 1963, S. 261).*

Über den Patienten schreibt Eissler:

> *»Als B. von den Nationalsozialisten ins Ghetto gebracht wurde, war seine Resistenz gegen Reizeinwirkungen durchschnittlicher Intensität normal. In den darauffolgenden Jahren wurde er von seiner Frau getrennt und wusste nichts über ihren Verbleib; zwei Schwestern und deren Gatten und Kinder wurden ermordet; sein Vater und seine zwei Kinder wurden ermordet; er war durch Jahre hindurch unterernährt, ohne entsprechende Kleidung extremen Witterungseinflüssen ausgesetzt, musste körperliche Arbeiten verrichten, für die er ungeübt und unvorbereitet war, wurde wie ein Sträfling behandelt, wurde von Hunden gehetzt, bis zur Bewusstlosigkeit auf den Kopf geschlagen und getreten, mit Erschießen bedroht, allen bürgerlichen Rechten, allen Schutzes beraubt, beschimpft, erniedrigt und in eine, man darf wohl sagen, tierische Existenz gezwungen. Jedes einzelne der hier aufgeführten Ereignisse stellt ein Trauma dar. Jede einzelne Reizeinwirkung, von der durch kein Vergehen oder Verbrechen oder andere strafwürdige Tat gerechtfertigten Freiheitsentziehung bis zur Ermordung der Kinder, ist eine die Belastungsfähigkeit des Menschen übersteigende Reizeinwirkung«*
> *(Eissler 1963, S. 262).*

Zur sittlichen Bewertung des Umgangs mit diesem Fall durch die deutschen Nachkriegsgutachter schreibt Eissler:

»Es ist auch deprimierend wahrzunehmen, dass Menschen, die das Opfer größter Ungerechtigkeit und größten Machtmissbrauchs waren, im Zuge ihres Rechtsverfahrens eines Delikts wie der Simulation verdächtigt werden. In B.s Fall hat das Gericht einen solchen Verdacht, meiner Ansicht nach, in leichtfertiger Weise und ohne beweiskräftige Unterlage ausgesprochen. Im Falle von B.s Frau hat sogar eine deutsche Universitätsklinik, eine Stelle, die die Patientin gar nicht untersucht hat, den Verdacht ausgesprochen, dass es sich um unwahre Angaben handelt. Ich kann nicht umhin, es als einen Akt der Unmoral hinzustellen, wenn im Zusammenhang mit den Folgen von Konzentrationslager-Traumen Anlage und Simulation als erklärende Momente herangezogen werden. Da wir über die Anlage des Menschen nur wenig wissen und da Simulation nur in den seltensten Fällen bewiesen werden kann, so wäre das Wenigste, was man erwarten würde, dass den Märtyrern des Konzentrationslagers der Grundsatz »in dubio pro reo« zuerkannt wird. Dieser aber wird ihnen verweigert. Der historisch-psychologische Untergrund dieser Verweigerung ist nicht Gegenstand dieser Untersuchung, und ich will mich darauf beschränken, ganz allgemein darauf hinzuweisen, wie weit das Denken in solchen Begriffen, wie Anlage und Simulation, im Zusammenhang mit Opfern des Konzentrationslagers nicht nur die Folge eines wissenschaftlichen Irrweges ist, sondern auch Zeichen einer sittlichen Regression. Ich glaube aber, die sittliche Regression nicht nur in denen wahrzunehmen, die die Kühnheit haben, in Zusammenhang mit Opfern

des Konzentrationslagers an Anlage und Simulation zu denken, sondern auch in der Tatsache, dass die Wiedergutmachung nicht eine Angelegenheit des Weltgewissens wurde« (Eissler 1963, S. 289).

Eissler stellt in seinem Beitrag die Sittlichkeit der deutschen psychiatrischen Gutachter infrage, findet den Umgang mit den Wiedergutmachungsansprüchen skandalös und empört sich, dass sich niemand empört. Das heißt, dass die Art und Weise, wie mit den Betroffenen umgegangen wurde, dass ihnen nicht geglaubt wurde, dass quasi eine Beweislastumkehr erfolgte, nicht eine Angelegenheit des »Weltgewissens« wurde, dass sich nicht die ganze Welt darüber empört hat. Ihm unterläuft quasi ein Lapsus, indem er den Grundsatz »in dubio pro reo« aus dem Strafrecht für die Opfer einfordert, und macht damit vielleicht unbewusst deutlich, dass sich diese Opfer, welche der Simulation zur Rentenerschleichung beschuldigt wurden, wie Angeklagte fühlten. Eissler stellt dar, wie inkommensurabel die Konzentrationslager-Traumata waren, und stützt damit die Hypothese, dass jenseits des Einzelfalls eine generell extrem belastende Situation angenommen werden könne und damit der Einzelfallnachweis mit seinen Kausalitätsfragen und dem Zweifel an den Aussagen der Opfer skandalös ist. Die Dimension des Holocaust ist einmalig, und trotz dieser horrenden Dimension wurde in jedem Einzelfall nicht automatisch von Folgen der erlebten Belastung ausgegangen, sondern andere Kausalfaktoren wie anlagebedingte Probleme oder Simulation und Rentenbetrug wurden den schwer betroffenen Opfern unterstellt.

Es ist schwierig, angesichts der Holocaust-Überlebenden (Survivors) einen Blick auf den heutigen Umgang mit Betroffenen sexualisierter Gewalt zu werfen. Mir ist es wichtig, deutlich zu machen, dass ich weder das einzigartige Leid, welches die Insassen der Konzentrationslager erleiden mussten, bagatellisieren möchte, noch möchte ich falsche historische Vergleiche ziehen. Theodor W. Adorno schrieb im Jahr 1949 (erstmals veröffentlicht 1951): »Nach Auschwitz ein Gedicht zu schreiben, ist barbarisch, und das frisst auch die Erkenntnis an, die ausspricht, warum es unmöglich ward, heute Gedichte zu schreiben« (Adorno 1977, S. 30). Zu dieser Zeit war schon Paul Celans Gedicht »Todesfuge« (1947) veröffentlicht worden. Sehr viel später hat Adorno im Rahmen seiner »Ästhetischen Theorie« (1970) seine Kritik deutlich relativiert: »Diese Lyrik ist durchdrungen von der Scham der Kunst angesichts des wie der Erfahrung so der Sublimierung sich entziehenden Leids. Celans Gedichte wollen das äußerste Entsetzen durch Verschweigen sagen« (Adorno 1973, S. 477).

Mir geht es bei meinen Überlegungen hier um die kaum artikulierte Scham in der Medizin, in der Psychiatrie, angesichts der Leiderfahrungen von Betroffenen. Keinesfalls geht es mir um eine Gleichstellung oder um eine bloße Analogie, weshalb ich in meinem Sprachgebrauch auch die Anwendung des im Englischen verbreiteten »Abuse Survivors« oder »Inzest Survivors« für Betroffene von sexualisierter Gewalt in Institutionen oder der Familie vermeide. Vielleicht lassen sich aber durch die historische Reflexion die Wurzeln und Strukturen eines Denkens erkennen, welches dazu führt, dass es der staatlichen Gemeinschaft und den Institutionen wie den Kirchen derzeit kaum gelingen mag, durch Verfahren einzelnen Betroffenen gerecht zu werden.

Auch der Professor für Neurologie und Psychiatrie Viktor E. Frankl (2009) thematisiert seine Erfahrungen im Konzentrationslager und macht sie zum Ausgangspunkt seiner psychotherapeutischen Auseinandersetzung mit der Sinnfrage in der von ihm begründeten »Logotherapie». Er spricht über die innere Freiheit trotz der massiven verhaltensprägenden Einflüsse des Lagerlebens. Er stellt die Frage:

> *»Ist es wirklich so, dass der Mensch nichts weiter sei als ein Produkt vielfacher Bestimmtheiten und Bedingtheiten, seien sie nun biologisch gemeint oder psychologisch oder soziologisch? Ist der Mensch also wirklich nicht mehr als das zufällige Resultat seiner leiblichen Konstitution, seiner charakterologischen Disposition und seiner gesellschaftlichen Situation?« (Frankl 2009, S. 101).*

Auch wenn nur wenige durch ihr Handeln ein, wie Frankl es nennt, »heroisches« Beispiel gegeben haben, hätten diese Beweiskraft dafür,

> *»dass man den Menschen im Konzentrationslager alles nehmen kann, nur nicht: die letzte menschliche Freiheit, sich zu den gegebenen Verhältnissen so oder so einzustellen, und es gab ein ›so oder so‹! Und jeder Tag und jede Stunde im Lager gab tausendfältige Gelegenheit, diese innere Entscheidung zu vollziehen, die eine Entscheidung des Menschen für oder gegen den Verfall an jene Mächte der Umwelt darstellt, die dem Menschen sein Eigentliches zu rauben drohen, seine innere Freiheit – und ihn dazu verführen, durch Verzicht auf Freiheit und Würde zum bloßen Spielball und Objekt der äußeren Bedingungen zu werden und sich von ihnen zum ›typischen‹ Lagerhäftling umprägen zu lassen« (Frankl 2009, S. 102).*

Frankl sucht Sinn, selbst im Leiden:

> *»Aber nicht nur schöpferisches und genießendes Leben hat einen Sinn, sondern: Wenn Leben überhaupt einen Sinn hat, dann muss auch Leiden einen Sinn haben, gehört doch das Leiden zum Leben irgendwie dazu – genauso wie das Schicksal und das Sterben. Not und Tod machen das menschliche Dasein erst zu einem Ganzen« (Frankl 2009, S. 104).*

Mit hoher Bedeutung für unseren therapeutischen Umgang mit Betroffenen und das soziale Ziel der Förderung von Teilhabe, trotz schrecklichster Erfahrungen, schreibt Fankl:

> *»Was hier Not tut, ist eine Wendung in der ganzen Fragestellung nach dem Sinn des Lebens: Wir müssen lernen und die verzweifelnden Menschen lehren, dass es eigentlich nie und nimmer darauf ankommt, was wir vom Leben noch zu erwarten haben, vielmehr lediglich darauf: was das Leben von uns erwartet!« (Frankl 2009, S. 117).*

Die Antwort auf die zentrale Frage nach dem Sinn des Lebens nach vernichtender Traumatisierung sei eben nicht ein Grübeln, sondern das Handeln, das richtige Verhalten im Alltag:

> *»Leben heißt letztendlich eben nichts anderes als: Verantwortung tragen für die rechte Beantwortung der Lebensfrage, für die Erfüllung der Aufgaben, die jedem Einzelnen das Leben stellt, für die Erfüllung der Forderung der Stunde« (Frankl 2009, S. 118).*

Das Handeln, das »Überleben«, wird somit zur Lebensleistung. Neben der Anerkennung des Leids ist gerade die Anerkennung dieser Lebensleistung zentral, und es ist wichtig,

Wege in die Gemeinschaft, also ein »Dazugehören« in jeder Hinsicht, zu fördern.

Es ist hier nicht möglich und auch nicht nötig, detailliert die historischen Entwicklungen im Umgang mit psychischen Belastungen und Störungen im Kontext der sozialen Entschädigung in der frühen Bundesrepublik darzustellen. Zentral war für mich dieser skizzierte Hintergrund und der aus meiner Sicht von Eissler zu Recht gegen die sogenannten »Vertrauensärzte« formulierte Vorwurf der Unsittlichkeit beim Versuch, individuelles Leid zu messen und zu bewerten.

Tribunalisierung als Abwehrmechanismus

Gemeinhin wird nicht zuletzt wegen der Kontinuitäten in Ämtern und Funktionen für die Nachkriegszeit von Verdrängung, Ungeschehenmachen, Schweigen und Tabu gesprochen. Alexander Mitscherlich bezeichnete nach seiner Aufarbeitung der medizinischen Gräueltaten in der Nazizeit die kaum vorhandene Resonanz auf die Nürnberger Prozesse und auch auf seine Enthüllungen als »Unfähigkeit zu trauern« (1967).

Der Philosoph Odo Marquard (2020) stellt dem das Konzept der »Kollektivscham« (Begriff von Theodor Heuss geprägt) gegenüber und beschreibt ein Phänomen, welches vielleicht auch bei der Ulmer Debatte um die Michaelsfigur eine Rolle gespielt hat: die Flucht aus dem »Gewissenhaben« in »das Gewissen sein«. Er geht davon aus, dass das Entsetzen über die Verbrechen des Nationalsozialismus in der Hunger- und Trümmerumwelt des Nachkriegsanfangs den notwendigen Bußbedarf adäquater decken konnte als in der paradoxen Lage, die etwa zehn Jahre später – durch das sogenannte »Wirtschaftswunder« – eingetreten war:

> *»Ich hatte schon betont: Dass die Deutschen der unmittelbaren Nachkriegszeit die nationalsozialistische Vergangenheit verdrängt und die Auseinandersetzung mit ihr vermieden haben, halte ich als generelle Aussage für falsch. Richtig ist vielmehr dieses: Dass das Entsetzen – die ›Kollektivscham‹ (Theodor Heuss) – über die Verbrechen des Nationalsozialismus in der Hunger- und Trümmerumwelt des Nachkriegsanfangs seinen Bußbedarf adäquater (nicht adäquat, aber adäquater) decken konnte als in der paradoxen Lage, die etwa 10 Jahre später – durch das so genannte ›Wirtschaftswunder‹ – eingetreten war: dass es den Deutschen in der Bundesrepublik alsbald besser ging als den Überlebenden unter denen, an denen sie schuldig geworden waren. Dadurch erst wurde das schlechte Gewissen – die Schuld und Scham – unerträglich, so dass nun – ab Mitte der 50er Jahre und dann in der Reprise durch die 68er – Entlastungsmechanismen einigermaßen unwiderstehlich wurden. Der erfolgreichste Entlastungsmechanismus wurde dabei die Flucht in die Kritik mit der Grundfigur: Man entkommt dem Tribunal, indem man es wird. Man floh aus dem Gewissenhaben in das Gewissensein: Das schlechte Gewissen, das man selber ›hatte‹, ersparte man sich oder linderte es, indem man das schlechte Gewissen für die anderen ›wurde‹. Für meine Generation war das eine große Versuchung, für die der Protest der Jüngeren zum willkommenen, begleitenden Trommelwirbel wurde« (Marquard 2004, S. 35).*

Ein für Deutschland typisches Beispiel, seit den 1970er Jahren, ist die kritische Auseinandersetzung mit der Unterdrückung der Palästinenser durch den Staat Israel. Natürlich ist Kritik am Besatzungsregime im Gazastreifen und in der Westbank gerechtfertigt. Die zunehmende Legitimation heutigen Antisemitismus durch das staatliche Handeln in Israel zeigt aber, was ein solches Einnehmen einer scheinbar neutralen Richterposition in Bezug auf alte unverarbeitete und neu hinzugekommene antisemitische Tendenzen in Deutschland bedeuten kann. Unsere eigenen Untersuchungen in aktuellen bevölkerungsrepräsentativen Umfragen mit der alten Autoritarismusskala von Adorno und Horkheimer zeigen Zusammenhänge zwischen Antisemitismus und Autoritarismus bis hinein in die Kindererziehung (Fegert 2019c; Clemens et al. 2019; Clemens et al. 2020a).

Die aktuelle Debatte um das Handeln der kirchlichen Verantwortlichen in den 1970er Jahren mit Verweis auf die Grundhaltung psychiatrischer Gutachter, welche sexuelle Übergriffe auf Kinder teilweise als weniger belastend für die Kinder als die Aussagen in darauffolgenden Gerichtsverfahren bezeichnet hatten, führt zurück zum damaligen Kokettieren mancher liberaler Grüner und Linker mit der Pädophilenbewegung. Diese hatten allgemein im repressiven Staat und nicht in den Taten ein Problem gesehen. Zwar ist im Kontext der Grünen diese Geschichte durch eine wissenschaftliche Untersuchung und Publikationen wenigstens teilweise aufgearbeitet worden. Aber die Auswirkungen in der Pädagogik, ausgehend vom Göttinger Seminar für Pädagogik, bleiben bis heute weitgehend unaufgearbeitet. Zwar gab es Versuche einzelner Universitäten und Verbände, durch die Aberkennung von Ehrungen ein Zeichen zu setzen. Aber auch hier führt die schnelle Einnahme einer Richterposition dazu, dass tatsächlich geschehenes Leid, Verstrickung und Mitschuld aus dem Blick geraten.

Nimmt man in solchen Debatten eine Richterfunktion ein, hat man primär also die Möglichkeit, zu vermeiden, mit der Ebene der Täter assoziiert zu werden. Für Deutschland nach dem Krieg hieß das: Wir haben unsere Lektion gelernt, und jetzt können wir objektiv den Umgang z. B. des Staates Israel mit den Palästinensern beurteilen. Dies führt uns kollektiv weg von der Anklagebank in die neutrale Richterposition.

Zurück zum Erzengel Michael: Er trägt in der Ulmer Statue im Münster ein martialisches Schwert, welches wie ein Gerichtsschwert aussieht, ein Schild ohne Aufschrift. Klassischerweise trägt das Banner bei Darstellungen des Erzengels Michael seinen Namen, häufig in der lateinischen Übersetzung »Quis ut deus?«, was bedeutet: »Wer ist wie Gott?«. Also auch: Wer darf sich anmaßen, zu richten wie Gott?

Auch heute mag uns der gerechte Umgang mit Betroffenen nur schwer gelingen. Es gelingt nicht, ihre Hoffnung auf Anerkennung, gerade auch rechtliche Anerkennung ihres Leids, adäquat zu erfüllen. Uns ist es unmöglich, Barmherzigkeit und Gericht miteinander zu verbinden. In der Bibel, Psalm 101,1, heißt es: »Erbarmen und Gericht werde ich dir singen, Herr« – »Misericordiam et iudicium cantabo tibi, domine«. Der Kirchenlehrer Augustinus[9] interpretierte diesen Psalm dahingehend, dass die Menschen eben nicht wie Gott in der Lage seien, im Richten barmherzig zu sein und im Er-

9 Pater Klaus Mertes, dem ich für unseren Austausch zu diesem Text herzlich danke, hat mich in diesem Zusammenhang auf Augustinus hingewiesen.

barmen und in der Vergebung gerecht. (»Deus autem nec in bonitate misericordiae perdit iudicii severitatem, nec in iudicando cum severitate amittit misericordiae bonitatem.«[10])

Die Figur des Erzengels Michael im Ulmer Münster hält uns die Mahnung »Quis ut deus?« – »Wer ist wie Gott?« – vor Augen. An einer Gerechtigkeit, wie sie sich der Kirchenlehrer Augustinus für Gott vorstellen konnte, scheitern wir. Uns kann es nur gelingen, zum Beispiel durch höchstmöglichen Einsatz in der empirischen Forschung, schrittweise Fortschritte in den Hilfen für Betroffene und auch im Verständnis ihrer Aussagen und Traumafolgen zu erzielen. Die monströse Figur des Erzengels Michael im Ulmer Münster ist ein mächtiges Zeugnis seiner Instrumentalisierung und auch ein Statement gegen den Abwehrmechanismus der Tribunalisierung, der er selbst beinahe zum Opfer gefallen wäre.

Streit um Kriegsgedenken

Nicht nur die Auseinandersetzung um die Michaelsfigur, bis zur Entscheidung 2017, die Figur zu belassen, zeigt, wie der Umgang mit unserer Vorgeschichte die Bürgergemeinschaft, ja den Kirchengemeinderat, spalten kann. In Ulm tat man sich auch schwer mit einem anderen Denkmal, nämlich einem Denkmal für Deserteure. Angeregt wurde dieses durch Otl Aicher, dem Mitbegründer der Hochschule für Gestaltung in Ulm, der selbst Wehrmachtsdeserteur war (vgl. Herrmann in Herrmann & Müller 2010, S. 237). Er war der Ehe-

10 Augustinus: Enarrationes in Psalmos, Psalmum XCIX, Sermo ad plebem. http://monumenta.ch/latein/text.php?tabelle=Augustinus&rumpfid=Augustinus,%20 Enarrationes%20in%20Psalmos,%20100&level=&domain=&lang=0&id=&hilite_id=&links=1&inframe=1&hide_apparatus=1 (10.03.2022).

mann von Inge Scholl, einer Schwester von Hans und Sophie Scholl. 1987 schrieb er (Kleinschreibungen im Original):

> *»was ist das denkmal für den soldaten des zweiten weltkriegs? es gibt keines mehr, schon gar nicht bei uns, die wir diesen krieg angezettelt hatten. zur physischen sinnlosigkeit des kampfes zwischen einem menschen und granaten, bomben und giftgas, kam im zweiten weltkrieg eine moralische und politische sinnlosigkeit. der soldat wurde zur verfügungsmasse der durchsetzung politischer wahnvorstellungen. und was die soldaten draußen nicht erreichten, musste in gaskammern zur endgültigen lösung gebracht werden. der soldat war compagnon der eroberung und ausrottung, er war nur zu gebrauchen, wenn er politisches denken, humane moral und ethisches gewissen, das heißt die substanz seiner persönlichkeit, abgegeben hatte. er wurde zum blind gemachten material der kriegerischen aggression. er wurde reduziert zu einem von der staatlichen propaganda dressierten lebewesens ohne eigensteuerung, selbstbehauptung, selbstgefühl. nicht jeder ist darauf reingefallen. einige haben sich dem entzogen. wenn es in diesem krieg noch helden gab, dann waren es die, die ihn durchschaut, die sich von ihm abgesetzt hatten. gebe es also ein heldendenkmal, es wäre ein denkmal des deserteurs«*
> *(Aicher zit. nach Herrmann & Müller 2010, S. 237).*

Herrmann weist darauf hin, dass Aicher am Ende seines Textes auf das Grundgesetz der Bundesrepublik eingeht, in dem festgehalten wird, dass niemand zum Kriegsdienst mit der Waffe gezwungen werden darf:

> *»Dieser Artikel ehrt jeden, der ein Deserteur war, und ist formuliert worden in der Anerkennung aller, die den Krieg verweigert hatten« (Herrmann in Herrmann & Müller 2010, S. 237).*

Im Zusammenhang mit dem Nato-Doppelbeschluss wurde in Ulm über ein Deserteursdenkmal diskutiert, und 1988 erging ein Aufruf zur Erschaffung des Denkmals. Hanna Stütz-Menzel aus Ulm schuf eine Großplastik, die quasi einen Dominoeffekt symbolisiert, in dem Sinne: »Stürzt das ganze System, wenn der erste Stein gestürzt ist?«. Herrmann dazu:

> *»Im September 1989 wurde das Denkmal vor den ›Roxy-Hallen‹, einem bis heute sehr frequentierten Ort für öffentliche Veranstaltungen, in einer ehemaligen Bastion der Bundesfestung, unweit des Hauptbahnhofs Ulm aufgestellt. Das wollte der Eigentümer des Geländes, die Bundesvermögensverwaltung, nicht dulden. Der damals zuständige Bundesfinanzminister Theo Waigel (CSU, Wahlkreis Neu-Ulm!) setzte die Entfernung des Denkmals durch. Es verschwand auf ein Privatgrundstück […]; denn der Ulmer Stadtrat konnte sich nicht entschließen, einen alten Beschluss gegen die Aufstellung neuer Denkmäler zu revidieren. Es sollte bei der Gedächtnisanlage auf dem Hauptfriedhof sein Bewenden haben (zumal die alte Garnisonstadt etwa 60 öffentliche Kriegerdenkmäler aufzuweisen habe)« (Herrmann & Müller 2010, S. 239).*

Der damalige Fraktionssprecher der Grünen-Fraktion im Gemeinderat, Markus Kienle, brachte 2003 einen Antrag zur öffentlichen Aufstellung des Denkmals ein. Es wurde schließlich mit einem seltsamen Konstrukt aufgestellt: die zeitlich unbefristete Verpachtung eines städtischen Grundstücks am Oberen Eselsberg an Markus Kienle in der Nähe der Stelle, wo in den damaligen Schießständen der Garnison Ulm Deserteure und andere Regimegegner erschossen wurden. Auch wenn Tafeln auf diesen örtlichen Zusammenhang hinweisen und Studierende auf dem Weg in die Universität, vorbei am Botanischen Garten, dieses Denkmal sehen können, bleibt es in der Regel weitgehend unbeachtet.

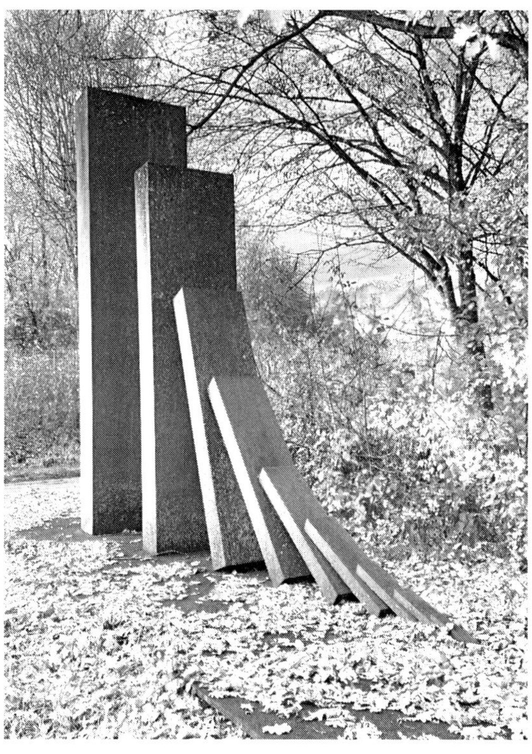

Das Deserteursdenkmal im Ruhetal in Ulm

Hier lebte ein Mann,
der sich geweigert hat,
auf seine Mitmenschen
zu schießen.
Ehre seinem Andenken.
Kurt Tucholsky

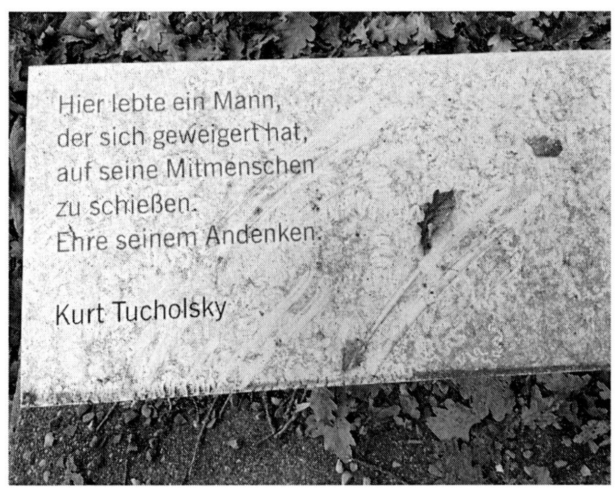

Stein mit Inschrift beim Deserteursdenkmal

Kriegsversehrte, Opfer, Survivors, Betroffene: schwierige Begrifflichkeiten

Versuche der Anerkennung von Leid in rechtlichen Verfahren setzen in der Regel die Prüfung von Aussagen der Betroffenen zum erfahrenen Leid voraus. Viele Betroffene erleben entsprechende Fragebögen oder gar die Begutachtung als erneute Belastung. Generell scheint immer wieder an den Aussagen von Betroffenen gezweifelt zu werden.

Der Gebrauch der Begrifflichkeiten »Versehrte« oder »Opfer« wird von vielen Betroffenen kritisiert, da sie nicht auf eine Opferrolle oder ein Klischee reduziert werden möchten. Im englischen Sprachgebrauch ist das Wort »Survivors« auch z. B. für Missbrauchsüberlebende üblich. Oben wurde schon erwähnt, warum im deutschen Kontext dieser

Begriff mit Blick auf die Opfer der Konzentrationslager so nicht verwendet werden kann. Matthias Katsch, einer der Gründer des Eckigen Tischs und einer der Betroffenen aus dem Canisius-Kolleg, der sich über viele Jahre öffentlich und in Ehrenämtern wie im Betroffenenrat des Unabhängigen Beauftragten für Fragen des sexuellen Kindesmissbrauchs und in der Unabhängigen Kommission zur Aufarbeitung sexuellen Kindesmissbrauchs für die Anerkennung des Leids von Betroffenen eingesetzt hat, schreibt:

> *»Vor allem besteht die nicht unberechtigte Sorge, auf den Opferstatus reduziert zu werden. Opfer waren wir gewesen, ja, aber jetzt wollen wir nicht länger als hilflos und ausgeliefert erscheinen. Wir sprachen von uns selbst lieber als ›Betroffene‹. Die englische Bezeichnung ›Survivor‹ erschien uns zu groß. ›Überlebende‹, das bezeichnete in Deutschland die Menschen, die aus den Vernichtungslagern zurückgekehrt waren. Inzwischen verwende ich die drei Bezeichnungen synonym und je nachdem welchen Aspekt ich betone. Denn hinter der abstrakten Rede von Betroffen-Sein verschwindet nur zu leicht die sperrige und grausige Tatsache, dass wir Opfer von Verbrechen geworden sind und mit den Folgen bis heute weiterleben müssen« (Katsch 2020, S. 56 ff.).*

Ähnlich halte ich es in diesem Text. Gerade in den rechtlichen Verfahren, die von vielen Betroffenen als ungerecht erlebt werden, haben sie eben den Opferstatus und geht es um Opferrechte. Angesichts des historischen Leids der Weltkriege, der Entstehung unseres sozialen Entschädigungsrechts und des Umgangs mit Kriegsversehrten in der Weimarer Republik habe ich auch den heute antiquiert wirkenden Begriff »Versehrte« verwendet, der sich etymologisch von der Schmerzempfindung, von verletzen, verwunden, betrüben ableitet.

Systematische Zweifel an Aussagen von Betroffenen bis heute

Die größere Distanz zum gesellschaftlichen Umgang mit traumatischen Kriegserfahrungen aus dem Ersten Weltkrieg und mit den Erfahrungen der KZ-Überlebenden nach dem Zweiten Weltkrieg lässt uns das damalige Vorgehen der Institutionen mit Unterstützungs-, Renten- und Entschädigungsansprüchen heute kritischer bewerten. Jedem wird auf den ersten Blick klar, wie unmenschlich z. B. die psychiatrische Begutachtungspraxis der Entschädigungsansprüche von KZ-Überlebenden war. Dennoch braucht es lange, bis eine Rechtsannahme sich durchsetzte, dass die im Einzelfall beschriebenen Folgen tatsächlich auf die unmenschliche Behandlung in Konzentrationslagern zurückzuführen waren. Ähnlich verhält es mit den beschriebenen »Schockschäden« in den Schützengräben des Ersten Weltkriegs, wo man den Betroffenen eine vorbestehende psychische Erkrankung oder eine gewisse konstitutionelle Labilität unterstellte, wenn sie im Krieg nicht körperlich direkt getroffen wurden, sondern aufgrund ihrer traumatischen Erlebnisse im Schützengraben schwerste invalidierende psychische Folgen entwickelten. Der im Strafrecht begründete und sinnvolle Grundsatz »im Zweifel für den Angeklagten« wurde hier auch auf die in ihrer politischen Verantwortung herausgeforderten Staaten übertragen, sodass bis zum Beweis des Gegenteils im Einzelfall davon ausgegangen wurde, dass Krieg oder KZ-Haft gar keinen wesentlichen ursächlichen Beitrag zur Teilhabebeeinträchtigung der Betroffenen im Alltag hatten. Die Aussagen der Betroffenen und ihre Angaben, dass es sich um Folgen der traumatischen Erlebnisse handele, wurden systematisch in Zweifel gezogen.

Historisch galten lange Zeit Aussagen von Frauen und Kindern, insbesondere weiblichen Kindern, als weniger gewichtige Zeugenaussagen (vgl. Fegert 1993, S. 45 f.). In der ersten deutschen kinderpsychologischen Zeitschrift »Die Kinderfehler« wurde häufig auf die Lügenhaftigkeit von Kindern, insbesondere von Mädchen, hingewiesen (Fegert 1993, S. 50). Der durch seine Erstbeschreibung einer Autismusform mit hohem Funktionsniveau, Spezialinteressen und Fähigkeiten bekannte österreichische Kinder- und Jugendpsychiater Asperger gibt in seinem Buch »Heilpädagogik, Einführung in die Psychopathologie des Kindes für Ärzte, Lehrer, Psychologen, Richter und Fürsorgerinnen« (1952) der Wahrheitsfindung bei Aussagen von Kindern einen großen Raum:

> *»Die Problematik der kindlichen Lüge muss von der Tatsache ausgehen, daß das Erleben des Kindes – und damit seine Sprache – weit weniger mit der Realität verknüpft ist als beim Erwachsenen«*
> *(Asperger zit. nach Fegert 1993, S. 51).*

Die Entwicklung der Glaubwürdigkeit bei Kindern beschreibt er als Reifungsentwicklung:

> *»So geht denn der Weg zu immer besserer Anpassung an die Realität, zu besserer Einordnung in die Gemein-*

schaft, wobei schließlich die egoistischen Wünsche, die Situation, und sei es auf Kosten der anderen, nach den eigenen Interessen zu gestalten, unter die Ordnung der Wahrheit gestellt werden [...]. Die Problematik der forensischen Zeugenaussagen zeigt, wie oft auch beim Erwachsenen, Vorstellungen, vor allem wenn starke Affekte dahinter stehen, die Erinnerung verfälschen, also Menschen, die subjektiv mehr oder weniger ehrlich, objektiv Unwahrheiten aussagen – was alles im Kindesalter in noch unglaublich höherem Maße zutrifft; darum wird auch die Frage, ob die Zeugenaussage eines Kindes vor Gericht Glaubwürdigkeit verdient oder nicht, manchmal völlig unlösbar«
(Asperger zit. nach Fegert 1993, S. 51).

Kinder galten also in der ersten Hälfte des 20. Jahrhunderts als wenig glaubwürdige Zeugen. Eduard Spranger befasste sich in seiner »Psychologie des Jugendalters« (2. Aufl. 1924) ausführlich mit den zu seiner Zeit herrschenden Vorstellungen zur sexuellen Entwicklung des Kindes. In mehreren Kapiteln geht er auf Fantasieerleben und Fantasieschaffen von Kindern und Jugendlichen ein. Der Psychologe Alfred Binet, mit seinem Buch zur Suggestibilität (1900), und William Stern als Pionier der Entwicklungspsychologie setzten sich ausführlich mit der Zeugentüchtigkeit von Kindern und Jugendlichen auseinander. So betonte Stern, dass die Fähigkeit von Kindern, Zeugnis abzulegen, an ihre Sprachfähigkeit, also an die Sprachentwicklung, gebunden sei, und plädierte für eine neue Untergrenze unterhalb des Pubertätsalters für die Aussagefähigkeit von Kindern bei etwa vier Jahren.

Der große Entwicklungspsychologe Piaget (1954) war es, der aufzeigen konnte, dass Kinder erst relativ spät Täuschungsabsicht als Hauptmerkmal einer Lüge erkennen können. Er beschrieb, dass sechsjährige Kinder noch unbeabsichtigte Irrtümer als Lügen bezeichnen. Erst ab dem Alter von etwa zehn Jahren seien Kinder in der Lage, die motivationale Grundlage in Form der Täuschungsabsicht zu erkennen.

Diese Erkenntnisse flossen auch in die in der zweiten Hälfte des 20. Jahrhunderts in Deutschland entstandene und nur im deutschsprachigen Raum weit verbreitete und anerkannte »Aussagepsychologie« (Undeutsch 1967) ein. Steller (1989) bezog sich auf Undeutsch, diesen Pionier der Aussagepsychologie, wenn er das Postulat, eine wahre, erlebnisbegründete Aussage unterscheide sich durch bestimmte Merkmale (Glaubwürdigkeitskriterien) von einer erfundenen oder gelogenen Aussage, als «Undeutschhypothese« bezeichnete.

Ein zentraler Fortschritt, trotz der häufig an der Praxis der Glaubhaftigkeitsbegutachtung von Betroffenen geäußerten Kritik, ist die veränderte Sichtweise, die von den unterschiedlichen entwicklungsbedingten Aussagemöglichkeiten von Kindern ausgeht (vgl. Niehaus et al. 2017) und gleichzeitig nicht mehr Glaubwürdigkeit als Persönlichkeitskonstrukt annimmt, sondern die situative Glaubhaftigkeit von Aussagen einschätzt. Das alte Glaubwürdigkeitskonzept knüpfte noch an traditionelle Vorstellungen von der Lügenhaftigkeit und Schwatzhaftigkeit insbesondere weiblicher Zeugen sowie Kinder und Jugendlicher an und bedeutete eine generelle Abwertung ihrer Aussagen gegenüber den Aussagen eines Mannes. Die heutige Glaubhaftigkeitsbegutachtung einer

Aussage geht von einer qualitativen Analyse von Merkmalen aus und unterstellt, dass jeder und jede in bestimmten Situationen eher zu Ausreden neigen würde und dass damit eine Notlüge, z. B. wenn man beim Falschparken erwischt wird, keine Aussage über eine generelle Lügenhaftigkeit oder einen generellen Wahrheitsbezug, also über eine generelle Glaubwürdigkeit, erlaubt. Das Konzept der Glaubhaftigkeit bezieht sich immer auf spezifische Aussagen.

Im Folgenden soll auf systematische Zweifel an Aussagen von Betroffenen in unterschiedlichen Rechtsgebieten eingegangen werden. Dabei ist es wichtig, zu differenzieren, da im Strafrecht der Zweifel an der Aussage von Opferzeuginnen und -zeugen quasi ein Gebot der Fairness ist (»Im Zweifel für den Angeklagten«), während bei der Unterstellung einer nicht nachgewiesenen Kausalität in Bezug auf von Betroffenen postulierte Traumafolgen diese strafrechtlich begründete Skepsis auch auf völlig andere Rechtsgebiete unzulässigerweise übertragen wird, wo es um das Kindeswohl und Garantenpflichten von Institutionen geht.

Gerade weil also nur eine qualitativ-deskriptive Methodik zur Bewertung von Aussagen zur Verfügung steht und deren Irrtumswahrscheinlichkeit, im Gegensatz zu validierten, empirisch abgesicherten Tests oder Untersuchungsverfahren, noch nicht einmal angegeben werden kann, müssen Aussagen von Betroffenen in unterschiedlichen Verfahrenszusammenhängen unterschiedlich gewichtet werden. Dies geschieht häufig nicht und man bekommt den Eindruck, dass bis heute immer wieder generell unterstellt wird, Aussagen könnten allein dadurch generiert worden sein, dass die Hoffnung bestehe, eine Entschädigung oder eine Rente zu erschleichen. Generell wird die Glaubwürdigkeit gerade ehemaliger Heimkinder angezweifelt. Man begibt sich teilweise gar nicht auf die Ebene einzelner Aussagen.

Im Folgenden wird versucht, mit einigen Schlaglichtern deutlich zu machen, warum unsere problematische Praxis im Umgang mit den Betroffenen heute so ist, wie sie ist. Einleitend soll dabei ausführlicher auf Freuds Abkehr von seiner ursprünglichen Annahme der traumatischen Auslösung psychischer Störungen eingegangen werden, denn hier wurde sicher unter sozialem Druck widerrufen, was als Erkenntnis nicht sein durfte. Gerade weil Freud zur Begründung der Aufgabe seiner sogenannten »Verführungstheorie« angab, dass sonst Missbrauchstaten extrem häufig sein müssten, folgt ein kurzer Abriss über unser heutiges epidemiologisches und klinisches Wissen zur Häufigkeit solcher frühen Kindheitsbelastungen, um dann, schlaglichtartig, den Umgang mit Betroffenen in rechtlichen Verfahren, vor dem Hintergrund der jeweiligen Verfahrensgrundsätze, zu diskutieren.

Freuds Widerruf seiner Annahme der traumatischen Genese psychischer Erkrankungen

Freuds Aufgabe der Verführungstheorie ist als Beginn einer säkularen Trübung des Blicks auf die traumatische Genese vieler psychischer Störungen zu sehen. Am 21. April 1896 hielt Sigmund Freud im Verein für Psychiatrie und Neurologie in Wien den Vortrag »Die Ätiologie der Hysterie«. Er berichtete aus der Behandlung von zwölf Patientinnen und sechs Patienten, die alle Opfer sexueller Übergriffe durch primäre Bezugs- und Betreuungspersonen wurden, und sah Erfahrungen des sexuellen Missbrauchs in der Kindheit als Ursache für hysterische und neurotische Symptomatik.

Freud erwähnte dabei den »einmaligen oder doch vereinzelten Missbrauch meist weiblicher Kinder von Seiten Erwachsener, fremder Individuen (die dabei groben, mechanischen Insult zu vermeiden verstanden), wobei die Einwilligung der Kinder nicht infrage kam und als nächste Folge des Erlebnisses der Schreck überwog« (Freud, GW I, S. 44). Davon unterschied er eine zweite Gruppe des Missbrauchs im Betreuungsverhältnis: »Eine auf das Kind wartende erwachsene Person – Kindermädchen, Kindsfrau, Gouvernante, Lehrer, leider allzu häufig ein naher Verwandter« – in einer oft über Jahre währenden Beziehung. Für die meisten seiner Fälle beschrieb Freud hier multiple Missbrauchserfahrungen: Die »Häufung der sexuellen Erlebnisse von verschiedenen Seiten her [war] geradezu erstaunlich«. Letztendlich resümierte er:

> *»[Es] scheint mir sicher, dass unsere Kinder weit häufiger sexuellen Angriffen ausgesetzt sind, als man nach der geringen von den Eltern hierauf verwendeten Fürsorge erwarten sollte. Bei den ersten Erkundigungen, was über dieses Thema bekannt sei, erfuhr ich von Kollegen, dass mehrere Publikationen von Kinderärzten vorliegen, welche die Häufigkeit sexueller Praktiken selbst an Säuglingen und von Seiten der Ammen und Kinderfrauen anklagen, und aus den letzten Wochen ist mir eine von Dr. Stekel in Wien herrührende Studie in die Hand geraten, die sich mit dem ›Koitus‹ im Kindesalter beschäftigt*

(Wiener Medizinische Blätter, 18. April 1996). Ich habe nicht die Zeit gehabt, andere literarische Zeugnisse zu sammeln, aber selbst, wenn diese sich nur vereinzelt fänden, dürfte man erwarten, dass mit der Steigerung der Aufmerksamkeit für dieses Thema sehr bald die große Häufigkeit von sexueller Betätigung im Kindesalter bestätigt werden wird« (Freud, GW I, S. 445 f.).

Im Rahmen seiner Selbstanalyse widerruft Freud dann seine Annahme der traumatischen Genese psychischer Störungen nach sexuellem Missbrauch. Im Brief an Wilhelm Fließ vom 21. September 1897 schreibt er:

> *»Dann die Überraschung, dass in sämtlichen Fällen der Vater als pervers beschuldigt werden musste, mein eigener nicht ausgeschlossen, die Einsicht in die nicht erwartete Häufigkeit der Hysterie, wo jedes Mal die selbe Bedingung erhalten bleibt, während doch solche Verbreitung der Perversion gegen Kinder wenig wahrscheinlich ist« (Freud 1986, S. 139).*

Freud führt hier die Häufigkeitsdimension als Argument gegen die Plausibilität seiner »Verführungstheorie« an: »Ich glaube an meine Neurotika nicht mehr«, »habe die Schilderungen der Patienten für bare Münze genommen und darob übersehen, wie Dichtung und Wahrheit sich immer wieder vermengten«. Dies war der Moment, in dem er sich von Charcots Annahme der traumatischen Genese der Hysterie abwandte (ausführlich dargestellt in Masson 1986).

Der psychoanalytische Blick Freuds machte aus den von den Opfern, von den Patienten gehörten Schilderungen realer sexueller Traumatisierungen innerpsychische sexuelle Konflikte. Freud formulierte schließlich die Theorie vom Ödipuskomplex. Dieser Diskurs, diese Annahme vom innerpsychischen Konflikt, wurde zum Dogma, welches den Realgehalt von Äußerungen Betroffener negierte. Zwar gab es auch innerhalb der frühen psychoanalytischen Bewegung wenige widerstreitende Stimmen, wie die von Sandor Ferenczi:

> *»[V]or allem wurde meine schon vorher mitgeteilte Vermutung, dass das Trauma, speziell das Sexualtrauma, als krankmachendes Agens nicht hoch genug angeschlagen werden kann, von neuem bestätigt. Auch Kinder angesehener, von puritanischem Geist beseelter Familien fallen viel öfter, als man es zu ahnen wagte, wirklichen Vergewaltigungen zum Opfer. Entweder sind es die Eltern selbst, die für ihre Unbefriedigtheit auf diese pathologische Art Ersatz suchen, oder aber Vertrauenspersonen, wie Verwandte (Onkel, Tanten, Großeltern), Hauslehrer, Dienstpersonal, die die Unwissenheit und Unschuld der Kinder missbrauchen. Der naheliegende Einwand, es handle sich um Sexualphantasien des Kindes selbst, also um hysterische Lügen, wird leider entkräftet durch die Unzahl von Bekenntnissen dieser Art, von ›Sichvergehen‹ an Kindern seitens Patienten, die sich in Analyse befinden. Ich war also nicht mehr überrascht, als vor kurzem ein von philanthropischem Geiste beseelter Pädagoge mich in heller Verzweiflung aufsuchte und mir mitteilte, dass er nunmehr in der fünften Familie aus den höheren Kreisen die Entdeckung machen musste, dass die Gouvernanten mit neun- bis elfjährigen Knaben ein regelrechtes Eheleben führen« (Ferenczi 1933, S. 307).*

Wer als Arzt und Therapeut zuhören konnte, hörte das Leid der Opfer.

Seit dieser Zeit wurde die traumatische Genese psychischer Belastungen weitgehend geleugnet oder primär als Resultat persönlicher Anlagedefekte, innerer Konflikte etc. bei den Betroffenen angesehen. Bei der Entstehung der modernen Psychotherapie in Wien um die Jahrhundertwende zum 20. Jahrhundert spielte die Aufgabe von Freuds Verführungstheorie, also der Verrat an den Aussagen der Opfer, eine zentrale Rolle für die gesellschaftliche Akzeptanz seines Ansatzes.

Häufigkeit belastender Kindheitsereignisse: das heutige Wissen

Sigmund Freud hatte die Häufigkeitsdimension als Grund für die Aufgabe seiner sogenannten »Verführungstheorie« ins Feld geführt. Deshalb soll hier kurz eine Darstellung unseres heutigen Wissens über die Häufigkeiten potenziell traumatisierender Kindheitsereignisse erfolgen. Auch nach dem gesellschaftspolitisch bedeutenden Einschnitt des sogenannten »Missbrauchsskandals 2010« ist nicht zuletzt aufgrund der Tatsache, dass in der Presse meist nur einzelne Skandalfälle diskutiert werden, die Dimension der Gewalt gegen Kinder nicht bekannt und damit die große Herausforderung, der sich die Vereinten Nationen mit dem Nachhaltigkeitsziel »gewaltfreies Aufwachsen« gestellt hat.

Die Nachhaltigkeitsziele – »Sustainable Development Goals«, abgekürzt SDGs – der deutschen Nachhaltigkeitsstrategie »Frieden, Gerechtigkeit und starke Institutionen«

umfassen 17 Ziele. Alle Ziele haben Unterziele. Das Ziel 16.2 lautet wörtlich:

> *»Misshandlung, Ausbeutung, Menschenhandel und alle Formen der Gewalt gegen Kinder und Folter von Kindern beenden« (englisches Original: »End abuse, exploitation, trafficing and all forms of violence against and torture of children«) (https://sdgs.un.org).*

Die Kindeswohl- und Kinderrechtedebatte in Deutschland war im Wesentlichen eine Entwicklung des 20. Jahrhunderts, die schließlich mit der Einführung der gewaltfreien Erziehung in das Bürgerliche Gesetzbuch im Jahr 2000 endete.

1915 wurden Kindermärkte und damit, wie z. B. in Ravensburg, die organisierte Arbeitsausbeutung armer Kinder aus den Alpenregionen abgeschafft. Zur Erhaltung und Verbesserung der jugendlichen Wehrkraft wurden unter nationalsozialistischer Herrschaft 1939 zum ersten Mal Kinderarbeitszeit und ein Mindestalter für Arbeit geregelt. Die schwedische Schriftstellerin und Reformpädagogin Ellen Key (1849–1926) landete mit ihrer Schrift »Das Jahrhundert des Kindes« (deutsche Übersetzung 1902) mit ihrer hoffnungsvollen Charakterisierung des neuen Jahrhunderts einen großen Erfolg. Sie nannte die Errettung der Kinder die oberste gesellschaftliche Pflicht und formulierte den heute von der Weltgemeinschaft anerkannten Nachhaltigkeitsgrundsatz zum ersten Mal als politische Forderung, nämlich das Recht der Kinder auf eine gewaltfreie und liebevolle Erziehung.

Mit der Verrechtlichung des Kindeswohlgedankens im deutschen Bürgerlichen Gesetzbuch (1900) lag zum ersten Mal die Definition dessen, was mit Kindern gemacht werden darf, also die Definition des Kindeswohls, zum Teil außerhalb der Familie, und missbräuchliche elterliche Gewalt stieß an staatliche Grenzen. Der Völkerbund verabschiedete 1924 die »Genfer Deklaration der Rechte des Kindes«. Nach dem Zweiten Weltkrieg wurde die »Erklärung der Rechte der Kinder« (1959) nach dem Vorbild der Genfer Deklaration durch die UN veröffentlicht. Aber es brauchte lange Zeit, bis zehn Jahre nach einem polnischen Vorschlag endlich am 20. November 1989 die UN-Kinderrechtskonvention verabschiedet wurde (vgl. Fegert 2019b).

Ab der Jahrtausendwende zum 21. Jahrhundert zeigt sich ein mittlerweile gut dokumentierter Einstellungswandel in der Gesamtbevölkerung mit einer stärkeren Ablehnung von Körperstrafen (Clemens et al. 2020b). Medial skandalisierte und breit diskutierte Fälle, wie etwa die Vernachlässigungs- und Misshandlungsfälle mit tödlichem Ausgang »Kevin« in Bremen oder »Yagmur« in Hamburg, lösten zentrale fachpolitische Debatten aus, die z. B. zur Einführung der sogenannten »Frühen Hilfen« für Familien führten.

Auch wenn also die Allgemeinbevölkerung in Deutschland dem Ziel, dass Kinder gewaltfrei aufwachsen sollten, heute deutlich positiver gegenübersteht, zeigen die jüngsten sexuellen Missbrauchsskandale eine Dimension organisierter Kriminalität, mit Tausenden von »Nutzern« von Filmen von Gewalttaten an Kindern, wie im Elysium-Netzwerk, oder es gab die Fälle, wo Sorgeberechtigte ihre eigenen Kinder nicht nur missbrauchten, sondern zum Missbrauch käuflich feilboten, wie z. B. im »Staufen-« oder im »Münsteraner Fall« – dies führte in der Bevölkerung eher zu einer emotionalen Distanzierung, die den Eindruck entstehen ließ, dass solche Fälle singuläre, extrem selten vorkommende Ereignisse seien. Die alltägliche Vernachlässigung, der alltägliche Missbrauch, die alltägliche Misshandlung sind aber der wirkliche Skandal. Insofern ist es auch heute noch wichtig, Freuds Argument mit Fakten zu widerlegen, dass es nicht sein könne, was die Betroffenen über die Traumata in ihrer Kindheit berichten, weil solche Taten dann ungemein häufig wären.

Verwirrend und widersprüchlich wirken Angaben zu Häufigkeiten auch deshalb, weil sie je nach untersuchter Grundgesamtheit erheblich variieren können. Generell unterscheiden wir Daten aus dem Hellfeld, also bekannt gewordene Fälle, wie z. B. in der polizeilichen Kriminalstatistik, in den kirchlichen Archiven oder auch Verdachtsfälle auf Kindeswohlgefährdung in der Jugendhilfestatistik, von Dunkelfelddaten, die sich meist auf Repräsentativbefragungen in der Gesamtbevölkerung beziehen.

Von solchen Häufigkeitswerten in entsprechend definierten Grundgesamtheiten sind klinische oder andere Inanspruchnahmepopulationen, z. B. aus Beratungseinrichtungen oder beim Hilfetelefon des Unabhängigen Beauftragen für Fragen des sexuellen Kindesmissbrauchs, zu unterscheiden, denn Selektionseffekte führen dazu, dass nur bestimmte, meist stärker beeinträchtigte Personen solche spezifischen Angebote wahrnehmen. Häufigkeitsangaben variieren aber auch, weil bei Befragungen oder bei der statistischen Erfassung unterschiedliche Definitionen verwendet werden, etwa unterschiedliche juristische Definitionen, kriminologische

Definitionen oder Definitionen aus dem Traumaforschungsbereich. Fragt man generell danach, ob jemand in der Kindheit Kindesmisshandlung erlebt hat, erhält man andere Häufigkeiten bei einer Repräsentativbefragung, als wenn man sehr verhaltensnah einzelne Verhaltensweisen abfragt, was zu deutlich höheren Angaben führt. Auch die Erhebungsmethode, ob die Befragten persönlich aufgesucht werden, ob Onlinefragebögen eingesetzt werden, ob Telefoninterviews durchgeführt werden, kann zu nicht unwesentlichen Unterschieden führen.

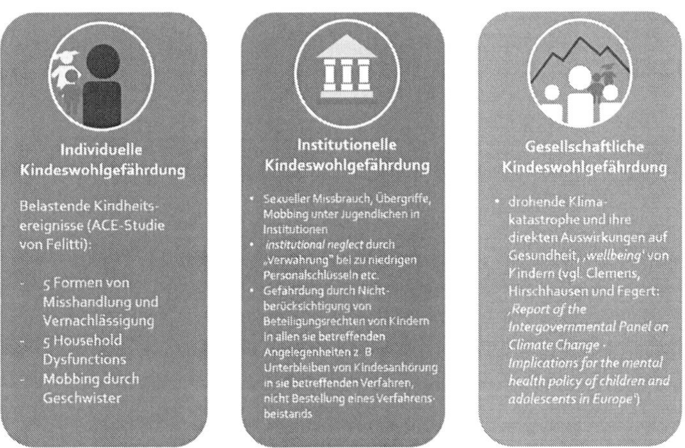

Formen der Kindeswohlgefährdung auf unterschiedlichen Ebenen (nach Fegert et al. 2020)

Insofern ist es mir im Folgenden wichtig, eher die Dimension zu vermitteln als einzelne Häufigkeitszahlen in den Mittelpunkt zu stellen. Vom Kompetenzzentrum Kinderschutz in der Medizin in Baden-Württemberg und vom Zentrum für Traumaforschung haben wir wiederholt Repräsentativbefragungen in der deutschen Bevölkerung durchgeführt. Die Einrichtung eines Kompetenzbereichs Prävention psychische Gesundheit durch die Landesregierung Baden-Württemberg 2021, unter meiner Leitung, hat uns noch mehr Möglichkeiten gegeben, die Häufigkeit belastender Kindheitsereignisse, welche häufig durch die Kombination verschiedener Belastungen zu längerfristigen Folgen in der psychischen und physischen Gesundheit führen, besser zu erforschen und daraus Präventionsstrategien abzuleiten.

Generell werden die belastenden Kindheitsereignisse in fünf Misshandlungsformen und fünf sogenannte »household dysfunctions« eingeteilt. Die fünf Misshandlungsformen sind:

- emotionale oder psychische Misshandlung,
- körperliche Misshandlung,
- sexueller Missbrauch,
- emotionale Vernachlässigung,
- körperliche Vernachlässigung.

Die fünf prototypischen Probleme im Elternhaus sind:

- elterliche Trennung und Scheidung,
- (häusliche) Gewalt gegen die (Stief-)Mutter,
- Substanzmissbrauch im Haushalt,
- psychische Störungen im Haushalt,
- Inhaftierung eines Familienmitglieds.

Fragt man global nach diesen zehn Dimensionen mit dem ACE-Fragebogen von Wingenfeld in einer Repräsentativstichprobe der deutschen Bevölkerung, geben 12,5 Prozent an, emotional misshandelt worden zu sein, 9,1 Prozent geben an, in ihrer Kindheit körperliche Misshandlung erfahren zu haben, und 4,3 Prozent berichten über sexuellen Missbrauch, wobei bei Letzterem die Häufigkeit bei den befragten Frauen deutlich höher ist als bei den befragten Männern. Emotionale Vernachlässigung ist mit 13,4 Prozent die häufigste Misshandlungsform; körperliche Vernachlässigung mit 4,4 Prozent ist für ein reiches Land immer noch enorm häufig. Von den Haushaltsbelastungen ist elterliche Scheidung und Trennung die häufigste Form und Inhaftierung eines Familienmitglieds die seltenste.

Wichtig ist mir dabei zu betonen, dass eine oder mehrere Belastungen meist von Kindern bewältigt werden können. In der Literatur hat sich ein Schwellenwert von vier und mehr Belastungen eingebürgert, bei dem sehr deutlich wird, dass die Kombination dieser Belastungen zu besonders starken physischen und psychischen Folgen führt (Witt et al. 2019). Von solchen schweren Belastungen sind ca. 9 Prozent der deutschen Bevölkerung betroffen. Wir reden also von riesigen Häufigkeiten, eben in einem Umfang, den Freud bei der Aufgabe seiner Verführungstheorie ausgeschlossen hatte. Fragt man mit einem standardisierten Fragebogen, dem »Childhood Trauma Questionnaire«, Erwachsene in einer Repräsentativumfrage nach erlebten Formen des sexuellen Missbrauchs und folgt man der nicht unproblematischen Einteilung in »extreme Fälle«, »schwere Fälle« und aus kriminologischer Sicht »weniger schwere Fälle«, so berichten um die 7 Prozent der Gesamtbevölkerung von extremem oder schwerem Missbrauch. Die Extremformen machen ca. 2 Prozent aus. Hinzu kommt noch ein weiteres Feld von kriminologisch als weniger schwer eingeschätzten Grenzverletzungen mit ca. 6 Prozent. Insgesamt sind also in Dunkelfeldstudien in der deutschen Bevölkerung weit über 10 Prozent aller Befragten von sexualisierter Gewalt in der Kindheit betroffen gewesen.

Auch im zweiten Jahr der SARS-CoV-2-Pandemie 2021 wurde die jährliche Pressekonferenz des Präsidenten des Bundeskriminalamts, Holger Münch, und des damaligen Unabhängigen Beauftragten für Fragen des sexuellen Kindesmissbrauchs, Johannes-Wilhelm Rörig, mit Schlagzeilen in den Medien begleitet wie: »Polizei: Gewalt gegen Kinder hat im vergangenen Jahr zugenommen«. Betrachtet man die Zahlen der polizeilichen Kriminalstatistik als Absolutzahlen über den Zeitraum der letzten 25 Jahre, sieht man, dass zwar zwischen 2017 und 2020 eine Zunahme um 22,6 Prozent erfolgte, vorher aber von 2002 bis 2009 ein Rückgang um 30,4 Prozent. Letztendlich schwankt diese Rate je nach Anzeigebereitschaft in der Bevölkerung oder je nach dem Einsatz polizeilicher Mittel in Bezug auf die Ermittlungsintensität zur Verbreitung von Bildmaterial sexualisierter Gewalt an Kindern im Internet. Insofern kann man derzeit auf der Basis der polizeilichen Kriminalstatistik eher von einem kurzfristigen Anstieg der Zahlen sprechen. Die polizeiliche Kriminalstatistik erfasst jedoch nur die Spitze des Eisbergs. Deshalb kann man auf der Basis dieser Zahlen nicht die Frage beantworten, ob sexueller Missbrauch oder generell Gewalt gegen Kinder in der Pandemie zugenommen hat.

Schockierend und weitgehend gleichbleibend ist die geringe Zahl der Verurteilten. So wurden 2019 von 15.701 Fällen sexuellen Kindesmissbrauchs, die polizeilich und gerichtlich erfasst wurden, letztendlich 1.834 Verurteilungen ausgesprochen. Hinzu kommen einige Unterbringungen der Täter im psychiatrischen Krankenhaus, Sicherheitsverwahrung, Berufsverbote und Führungsaufsicht. Generell kann aber davon ausgegangen werden, dass ca. ein Drittel der Ersttäter keine Freiheitsstrafe bekommt, mehr als zwei Drittel zwar zu einer Freiheitsstrafe verurteilt werden, diese aber zum größten Teil (63 Prozent) zur Bewährung ausgesetzt wird. Dies wird sich nun wahrscheinlich durch die Erhöhung des Strafrahmens für die Taten sexualisierter Gewalt an Kindern verändern. Zu befürchten ist allerdings, dass dadurch die Geständnisbereitschaft in den Verfahren noch weiter sinkt und die Verurteiltenquote aufgrund des berechtigten »Zweifelsgrundsatzes«, »in dubio pro reo«, weiter absinkt.

Die Jugendämter erfassen Meldungen aus der Bevölkerung bei Verdacht auf Kindeswohlgefährdung und teilen auch ihre Einschätzungen zu diesen Meldungen mit. In den letzten Jahren verzeichnete die Jugendhilfestatistik jeweils einen Anstieg der Meldungen mit Verdacht auf Kindeswohlgefährdung. Aufgrund der teilweise eingeschränkten Erreichbarkeit der Jugendhilfe während des Lockdowns im Coronajahr 2020 war es erstaunlich, dass es auch in diesem Jahr einen 12-prozentigen Anstieg solcher Meldungen gab, auf insgesamt knapp 200.000 Meldungen. Bei ca. 60.000 Meldungen stellte die Jugendhilfe tatsächlich eine Kindeswohlgefährdung fest. Dies entspricht einem Anstieg von 9 Prozent. Der stärkste Anstieg war im Bereich der psychischen Misshandlung zu beobachten, da sogenannte »Bystander«, also Personen im Umfeld von Kindern als Zeugen oder Zuschauer, während des Lockdowns natürlich sehr viel stärker mitbekommen haben, was in den Nachbarwohnungen passiert.

Bei allen Misshandlungsformen wurden aber Anstiege gemeldet, trotz eingeschränkter Funktion etwa in Beratungsstellen und trotz deutlich reduziertem Schulbesuch. Bei der Vernachlässigung wurde ein Anstieg der Meldungen um 8 Prozent verzeichnet, beim sexuellen Missbrauch ein Anstieg um 7,8 Prozent und bei der körperlichen Misshandlung um 5,8 Prozent. Der deutlichste Anstieg von Meldungen war im Coronajahr 2020 bezogen auf den Bereich »Verwandte, Bekannte, Nachbarn und anonyme Meldungen«, während die Meldungen aus dem Bereich der Schule coronabedingt zum ersten Mal seit vielen Jahren deutlich zurückgegangen sind.

Die Darstellung dieser Statistiken, welche sich auf unterschiedliche Erhebungswege und Grundgesamtheiten beziehen, sollte deutlich machen, dass wir ganz unterschiedliche Informationen brauchen, wenn wir Prävention von Gewalt an Kindern tatsächlich ernst nehmen wollen.

Die tatsächliche Dimension der Kindesmisshandlung bleibt zum großen Teil im Dunklen, insofern haben Dunkelfeldzahlen für politische Debatten und Präventionsbemühungen die größte Bedeutung. Auf der Basis einer europäischen Übersicht veröffentlichter Studien geht die Weltgesundheitsorganisation für die europäische Region in ihrem European Report on Preventing Child Maltreatment (WHO 2014) davon aus, dass in Europa derzeit 18 Millionen Kinder von sexuellem Missbrauch betroffen sind, 44 Millionen Kinder von körperlicher Misshandlung und 55 Millionen von psychischer Misshandlung. Den zuständigen Institutionen im Gesundheits- und Sozialwesen stellt die Weltgesundheitsorganisation ein äußerst schlechtes Zeugnis aus. Sie schreibt, dass

90 Prozent aller Misshandlungsfälle von den Fachkräften in den Institutionen nicht wahrgenommen werden, und betont, dass mit relativ geringfügigen Investitionen im Vergleich zu anderen Kosten in der Medizin im Feld des Kinderschutzes erhebliche Fortschritte erzielt werden könnten.

Zentral ist die Kenntnis dieser Häufigkeiten und die Akzeptanz der Dimension nicht nur dafür, dass wir alle im klinischen Kontext nicht, wie früher Freud, überrascht reagieren, wenn wir bei den Erhebungen der Krankengeschichte auf Gewalt in der Kindheit stoßen. Zentral ist die Kenntnis solcher Daten auch für die Planung von Prävention. Die nach dem Skandalfall in Staufen eingerichtete Kommission Kinderschutz Baden-Württemberg, der ich angehörte, verwendet in ihrem Abschlussbericht das Wort »Prävention« 45 Mal. Dies ist die häufigste Empfehlung im ganzen Text und bringt die Hoffnung zum Ausdruck, dass man durch mehr Fortbildung für Fachkräfte, durch mehr Aufmerksamkeit – nicht selten wird von einer Kultur des »Hinsehens« gesprochen –, möglichst viele Missbrauchsfälle verhindern könnte. Prävention scheint die Patentlösung zu sein, denn vorbeugen ist besser, als rechtlich intervenieren, psychosozial unterstützen und heilberuflich therapieren zu müssen. Im Gegensatz zu Therapiekonzepten gibt es aber kaum Forschung zu Präventionsansätzen. Schon definitorisch besteht häufig Unklarheit.

Geht man von den oben beschriebenen Grundgesamtheiten aus, kann man nach der Definition des Institute of Medicine (1994) drei Präventionsbereiche unterscheiden. Zum einen die »universelle Prävention«, diese bezieht sich auf die Gesamtbevölkerung. So hat sich z. B. die Einführung der gewaltfreien Erziehung ins BGB am 2. November 2000 mit dem Gesetz zur Ächtung der Gewalt in der Erziehung und § 1631 b Abs. 2 BGB – »Kinder haben ein Recht auf gewaltfreie Erziehung. Körperliche Bestrafung, seelische Verletzung und andere entwürdigende Maßnahmen sind unzulässig« – eben nicht als reine Symbolpolitik erwiesen, sondern in den letzten zwanzig Jahren hat sich die Einstellung dazu, welche Erziehungsstrafen von Eltern als angebracht erachtet werden, deutlich verändert.

Unter »selektiver Prävention« versteht man Ansätze, die sich auf Hochrisikogruppen beziehen. So wissen wir z. B. durch eigene Studien, dass in Kinderheimen zu ihrem Schutz fremdplatzierte Kinder (Allroggen et al. 2017) nicht nur vor ihrer Fremdplatzierung häufig sexuellen Missbrauch und andere Formen der Gewalt erlebt haben, sondern dass sie auch ein höheres Risiko haben, während ihrer Platzierung Peer-Gewalt auszuüben und zu erleben. Manche fremduntergebrachte Kinder werden sogar während der Fremdunterbringung zu Opfern sexualisierter Gewalt. Solche als »Schutzräume« für Kinder gedachte Institutionen brauchen also andere Schutz- und Präventionskonzepte als etwa ein Kindergarten. Unter »indizierter Prävention« schließlich versteht man die Prävention in Situationen, wo bereits Probleme oder Auffälligkeiten festgestellt wurden, z. B. wenn Kinder im Internet von Tätern »gegroomt« wurden oder wenn Jugendliche »Sexting« betrieben haben.

Sehr verbreitet sind aber noch alte medizinische Präventionskonzepte, die sich eher auf Stadien von Erkrankungen beziehen, wie die Begriffe »primäre«, »sekundäre« und »tertiäre« Prävention. Oft sind diese Begriffe auch auf die

Prävention in Bezug auf sexualisierte Gewalt gegen Kinder übertragen worden, ohne tatsächlich die Implikationen zu bedenken (vgl. Fegert & Zollner 2021). Die wiederholt überarbeitete Rahmenordnung der Deutschen Bischofskonferenz in ihrer Fassung von 2019 ist ein Beispiel für solche Begriffsverwirrungen. Dort lesen wir:

> *»Prävention im Sinne dieser Ordnung meint alle Maßnahmen, die vorbeugend (primär), begleitend (sekundär) und nachsorgend (tertiär) gegen sexualisierte Gewalt an Kindern und Jugendlichen und Schutz- und hilfebedürftigen Erwachsenen ergriffen werden. Sie richtet sich an Betroffene, an die Einrichtungen mit ihren Verantwortlichen, in denen mit Kindern, Jugendlichen und schutz- oder hilfebedürftigen Erwachsenen gearbeitet wird, und auch an Beschuldigte / Täter«*
> *(Deutsche Bischofskonferenz 2019).*

Krankheitsverläufe können wir medizinisch begleiten und damit Sekundärprävention in Bezug auf die Dauer der Erkrankung oder deren Folgen betreiben. Sexuellen Missbrauch müssen wir beenden, wenn wir davon erfahren. Eine Sekundärprävention, die sexualisierte Gewalt an Kindern und Jugendlichen begleitet, wäre zynisch und ethisch nicht vertretbar.

Wir brauchen also in der Präventionsarbeit nicht nur guten Willen, sondern Präventionskonzepte müssen auch wissenschaftlich fundiert und gut gemacht sein. Wenn wir tatsächlich eine Prävention des Auftretens von sexualisierter Gewalt erreichen wollen, geht es um die Reduktion der Inzidenz. Um dies einschätzen zu können, bräuchten wir, ähnlich wie in der Kriminalstatistik, jährliche Angaben zur Inzidenz im Dunkelfeld oder wenigstens ein regelmäßiges Monitoring, wie es auch die UN zum Nachhaltigkeitsziel 16.2 vorgeschlagen hat und wie es vom Nationalen Rat gegen sexuelle Gewalt an Kindern und Jugendlichen (2021) nachdrücklich gefordert wurde. Derzeit betreiben wir hier einen Blindflug, weil wir gar nicht wissen können, ob unsere Präventionsbemühungen durch Schutzkonzepte in Schulen, durch Kampagnen etc. tatsächlich Erfolge erzielen oder ob sich nicht eher durch die Fortschritte der Digitalisierung die sogenannte »Kinderpornografie«, also abgefilmte sexualisierte Gewalt an Kindern, zu einem solchen Markt entwickelt hat, dass die Betroffenenzahlen und die Taten, auch aufgrund der Nachfrage, gewaltig ansteigen.

In der Präventionsarbeit sollten wir uns nicht plumper Bilder bedienen, um die Bevölkerung aufzurütteln. Häufig wird mit der Darstellung zerstörter Puppen oder Teddybären als Bildmetapher emotional an die Bevölkerung oder die Politik appelliert, Kindesmisshandlung ernst zu nehmen. In der Berichterstattung, aber auch in Fachtexten finden sich Ausdrücke wie »Seelenmord« oder die Betroffenen seien »für ein Leben geschädigt« (vgl. Fegert 2018). Unser therapeutisches Ziel ist aber Teilhabe am gesellschaftlichen Leben für alle Betroffenen, also ein gutes Leben trotz traumatischer Erlebnisse. Ein therapeutischer Nihilismus, der Betroffene auf ihre Betroffenheit reduziert, ist hier nicht hilfreich.

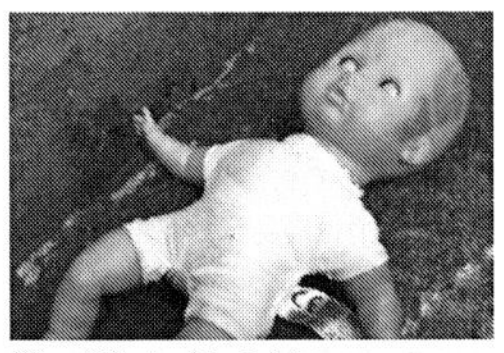

Westfälische Nachrichten 30.01.2019

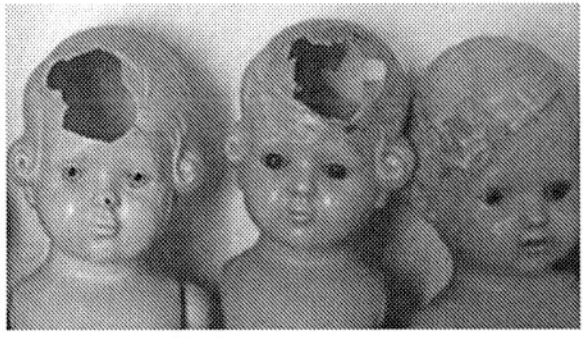

SWR 2, 13.12.2013

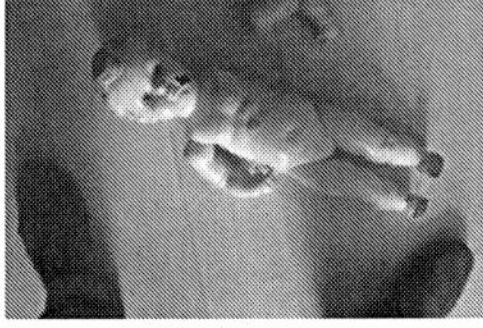

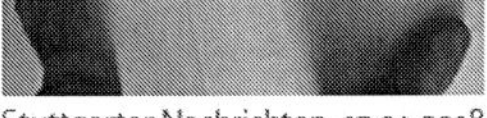

Stuttgarter Nachrichten, 17.04.2018

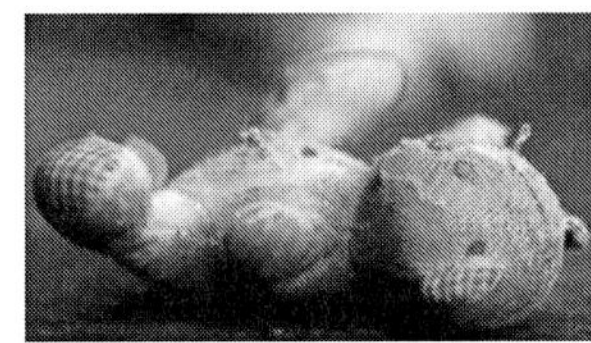

BDKJ, 25.09.2018

Exemplarische Bildmetaphern
zum Thema Kindesmisshandlung

Betroffene können solche individuellen Wertungen in Bezug auf ihr Leben vornehmen, wir Professionelle nicht. Durch solche Zuschreibungen erfolgt nicht selten eine Stigmatisierung, die wieder zur Selbststigmatisierung bei den Betroffenen und zum sozialen Ausschluss führen kann.

Wir haben heute sehr wirksame traumatherapeutische Interventionen mit großen Effektstärken in zahlreichen Studien. Unser heutiges Problem in der Versorgung von Kindern und Jugendlichen ist eher die Tatsache, dass mehr als die Hälfte der Kinder mit therapiebedürftiger Symptomatik keine traumaspezifische Therapie in Deutschland erhält (Münzer et al. 2015). Frühinterventionen hätten große Bedeutung. Dies hat der Gesetzgeber auch bei der Reform des sozialen Entschädigungsrechts berücksichtigt. Doch die schon für 2021 beschlossene flächendeckende Einführung von Traumaambulanzen stockt.

Umgang mit Betroffenen in rechtlichen Verfahren heute

Im Rahmen dieses eher essayistischen Textes kann keine ausführliche forensische Darstellung des Umgangs mit Aussagen von Betroffenen und Kausalitätsattributionen in unterschiedlichen Rechtsgebieten erfolgen. Mir geht es im Folgenden darum, in einigen Schlaglichtern deutlich zu machen, dass ein grundsätzlicher Widerspruch zwischen dem im Strafrecht begründeten Zweifelsgrundsatz und den Garantenpflichten gegenüber Betroffenen in anderen Zusammenhängen besteht. Gerade weil viele rechtliche Verfahren zur Feststellung von Ansprüchen auf Hilfe und Unterstützung aufgrund in der Kindheit erlebter Misshandlungs-, Vernachlässigungs- und Missbrauchssituationen für die Betroffenen trotz hohen Aufwands mit zweifelhaften Ergebnissen enden und deshalb häufig gescheut werden, ist es wichtig, auch für die Zukunft die bald auslaufenden Fondslösungen mit der Möglichkeit zu relativ unkomplizierter Hilfe aufrechtzuerhalten. Doch die Erfahrung, z. B. mit dem Fonds sexueller Missbrauch, hat gezeigt, dass auch hier die Verwaltungspraxis den intendierten Hilfezugang so überwuchert, dass Ineffizienz und jahrelange Wartezeiten die ersten Jahre des Fonds zu einer weiteren Herausforderung für Betroffene werden ließen.

Es wird deshalb gesellschaftlich nicht nur darum gehen, ob eine solche Auffanglösung eines Fonds dauerhaft notwendig sein wird – was sicher der Fall ist, da in anderen Rechtsgebieten immer wieder Restzweifel bleiben werden und Betroffene zum Teil auch wegen formaler Gründe (Geburtsort, zum falschen Zeitpunkt im falschen Teil Deutschlands etc.) von Hilfen ausgeschlossen wurden und werden. Vielmehr wird es darum gehen, ob es gerade in einem solchen Fonds gelingen kann, empathischer mit Personen umzugehen, welche häufig nach zahllosen Versuchen diesen Weg als letzte Chance sehen, eine Anerkennung ihres Leids zu erhalten und konkrete Hilfe zu bekommen. Die großen Institutionen, in denen zur Erschütterung der Öffentlichkeit immer wieder Missbrauchsfälle diskutiert werden, wie z. B. die beiden großen Kirchen und ihre karitativen Werke (Diakonie und Caritas), sind ja ebenso wie der Sport, die Musikerziehung, Chöre, Orchester und alle organisierten Formen der Jugendarbeit aufgerufen, auch über 2024 hinaus eine empathische, menschenwürdige Auffanglösung zu kreieren, welche in der Zukunft dann hoffentlich auch unkomplizierter und effizienter administriert wird.

Die folgenden Kurzeinblicke in unterschiedliche rechtliche Verfahren sollen zeigen, dass wir keinen präzisen Lackmustest zur Feststellung der Wahrheit von Aussagen haben. Es soll deshalb deutlich gemacht werden, dass wir in unterschiedlichen Rechtskontexten von unterschiedlichen Kausalitätsannahmen ausgehen müssen, solange wir keine eindeutigen, sondern je nach Rechtszusammenhang unterschiedlich zu gewichtende Befunde und Erkenntnismöglichkeiten haben.

Umgang mit Aussagen von Betroffenen im Strafverfahren

In Strafverfahren steht häufig gerade bei intrafamilialen Missbrauchsfällen Aussage gegen Aussage. Weil wir keine objektiven Methoden haben, die Wahrheit von Aussagen festzustellen, geht die Glaubhaftigkeitsbegutachtung von der sogenannten »Nullhypothese« aus: Die Aussage eines Betroffenen, einer Betroffenen könnte gelogen sein, durch Suggestion entstanden, Ergebnis von Einbildung sein. Für viele Betroffene bedeutet dies eine Infragestellung ihrer Person, nicht nur das In-Zweifel-Ziehen ihrer Aussage (vgl. Fegert et al. 2018). Da wir keine absoluten Methoden der Wahrheitsfindung haben, da z. B. Polygrafentests zwar eine relativ hohe Treffsicherheit haben, aber eben nicht manipulationsfrei arbeiten und in Deutschland deshalb nicht zugelassen sind, ist es wichtig, mit Wahrscheinlichkeiten und Restzweifeln umzugehen. Hier ist im Strafverfahren entscheidend, nach dem rechtsstaatlichen Prinzip »in dubio pro reo«– »im Zweifel für den Angeklagten« – vorzugehen. Das heißt, um die Katastrophe zu vermeiden, dass jemand bestraft wird, obwohl er die vorgeworfene Tat gar nicht begangen hat, muss in Kauf genommen werden, dass hoch verdächtige Personen, weil Restzweifel bleiben, mit einem Freispruch »zweiter Klasse« als freie Menschen den Strafgerichtssaal verlassen.

Vergleicht man die polizeiliche Kriminalstatistik der angezeigten Taten gegen die sexuelle Selbstbestimmung von Kindern und Jugendlichen mit der Verurteiltenstatistik, dann wird deutlich, dass nur etwas mehr als 10 Prozent der Strafverfahren mit einer Verurteilung oder einer Einweisung von Tätern in ein psychiatrisches Krankenhaus oder anderen Maßregeln enden. Das heißt, heute führt die Strafanzeige eines Opfers einer Sexualstraftat mit deutlich höherer Wahrscheinlichkeit nicht zur erwarteten Verurteilung des Angeschuldigten. Mitte 2021 wurden mit dem Gesetz zur Bekämpfung sexualisierter Gewalt gegen Kinder die Strafrahmen für Verbreitung, Erwerb und Besitz sogenannter »kinderpornografischer Inhalte« (§ 148b StGB) und für sexuellen Missbrauch von Kindern (§ 176) deutlich erhöht, was Anreize für Ersttäter senken könnte, durch ein Geständnis einen »Haftrabatt« zu bekommen, der es ermöglicht, die Strafe zur Bewährung auszusetzen. Dies könnte dazu führen, dass in Zukunft in solchen Strafverfahren noch sehr viel schärfer die Aussage der Opfer infrage gestellt wird. – Natürlich ist es ethisch und prinzipiell richtig, Taten gegen die sexuelle Selbstbestimmung stärker zu bestrafen, wenn man dies z. B. mit Eigentumsdelikten vergleicht. Symbolische Gesetzgebung, die hier ein härteres Vorgehen suggeriert, aber in den Verfahren hinnimmt, dass die allermeisten mit einem Freispruch enden, setzt die Betroffenen erheblichen Belastungen und erneuten Verletzungen aus.

Zu schnell versuchen auch die Kirchen, über die Dämonisierung der Täter sich demonstrativ auf die Seite des Guten zu stellen. In der überlauten Verurteilung der Täter und im scheinbaren Einnehmen einer Richterposition werden die eigenen z. B. organisatorischen Anteile im Zustandekommen der Taten häufig negiert. Pater Klaus Mertes:

> *»Die Dynamik der maximalen Verurteilungssprache über Täter ließ sich auf dem vatikanischen ›Missbrauchsgipfel‹ im Februar 2019 beobachten. Papst Franziskus sprach von den Tätern als ›Werkzeugen des Teufels‹, von ›Herausreißen‹ und ›Ausmerzen‹ des Bösen / der Bösen, in den Missbräuchen sehen wir die Hand des Bösen, das nicht einmal die Unschuld der Kinder verschont: Man kann auf eine Weise vom Teufel sprechen, bei der man selbst in teuflische Fallen hineintappt. Die Reaktion*

> *der Öffentlichkeit und vor allem auch der Betroffenen auf die Rede des Papstes dokumentiert, dass sie den Aufarbeitungsprozess eher zurückwarf als nach vorn brachte. Alle positiven Wirkungen des Gipfels traten hinter dieser Fehlleistung zurück. Wieder ein Scheitern« (Mertes 2021a, S. 36).*

Eine neue Dimension der Gewalt, aber auch neue Möglichkeiten der Strafverfolgung ergeben sich im digitalen Raum. Durch die immer stärker verbreiteten Videoaufzeichnungen solcher Taten gelingt es, Beweismittel sicherzustellen, die keinen Zweifel an den Taten erlauben. Deshalb ist es auch wichtig, dass die entsprechenden Dienststellen bei den Strafverfolgungsbehörden massiv besser personell ausgestattet werden. Der in den letzten Jahren, gerade auch während des Lockdowns, beobachtete Anstieg von Taten wie »Onlinegrooming« und der Verbreitung sogenannter Kinderpornografie im Darknet macht deutlich, wie groß die hier zu lösende Aufgabe ist. Es handelt sich dabei um organisierte Kriminalität, und die Täter sind in der Regel der Polizei in den technischen Möglichkeiten immer ein wenig voraus. Gleichzeitig muss es uns Sorgen bereiten, dass der Anteil Jugendlicher bei den Sexualstraftätern im digitalen Bereich besonders stark ansteigt. Nach den Maximen des Jugendstrafrechts braucht es hier sehr viel stärker einen pädagogischen Zugang, und es geht nicht prinzipiell um das Strafbedürfnis.

Im deutschen Strafrecht müssen Einzeltaten angeklagt werden. Das heißt, Betroffene müssen sich möglichst exakt an einzelne Taten erinnern. Dies ist besonders schwierig, wenn es sich um hochintime, fortgesetzte Taten handelt. Leonore

Terr (1991), die amerikanische Kinderpsychiaterin, die ihr Leben lang Traumaforschung betrieben hat, weil sie als junge Assistenzärztin als Diensthabende in eine Schulbusentführung involviert worden war und die betroffenen Kinder ein Leben lang begleitet hat, unterscheidet sogenannte Typ-I- und Typ-II-Traumata. Typ-I-Traumata sind psychische Belastungen nach einmaligen, gut abgrenzbaren Ereignissen, z. B. einer Naturkatastrophe oder einer einmaligen Straftat. Typ-II-Traumata sind fortgesetzte Belastungssituationen.

Unser Erinnerungsvermögen an Einzelereignisse versus an fortgesetzte Taten unterscheidet sich erheblich. Häufig bilden solche einschneidenden Ereignisse verstärkte Erinnerungsanker. Wenn man jemanden heute fragt, wo er am Tag von 9/11, also am 11. September 2001, gewesen ist, könnte er wahrscheinlich die Situation erinnern. Bei fortgesetzten Taten werden eher konfluierende Narrative entstehen, die einen üblichen Ablauf darstellen. Aus Angst vor der überwältigenden Situation und später auch davor, dass eine solche Situation wieder eintritt, sind viele Betroffene auch emotional so aufgewühlt, dass sie teilweise dissoziieren, also geistig wegtreten, um die belastende Situation zu überstehen, sodass viele Details und Einzelheiten nicht berichtet oder erinnert werden können. Dies führt zu der paradoxen Lage, die wir schon zum Ausgang des letzten Jahrtausends erforscht hatten, dass Einzeltaten durch Fremdtäter sehr viel häufiger im Strafverfahren landen als fortgesetzte schwerwiegende intrafamiliale Übergriffe (Fegert et al. 2001).

Vielen Betroffenen ist von den Tätern früh gesagt worden, dass man ihnen nicht glauben werde. Sehr viele schämen sich, und manche entscheiden sich gerade nach negativen Erfahrungen bei Offenbarungsversuchen, darüber nicht mehr zu sprechen.

Häufig wird befürchtet, dass Aussagen durch Therapie oder andere Gespräche verfälscht werden. Im Strafverfahren zu dem sexuellen Missbrauchsskandal in Lügde beispielsweise war den Eltern der betroffenen Kinder geraten worden, dass sie trotz massiver Symptomatik bei den Kindern, Schlafstörungen u.a., keine therapeutische Hilfe in Anspruch nehmen sollten, um die Aussagen der Kinder möglichst unverfälscht für die Strafverfahren zu bewahren und damit die Strafverfolgung zu erleichtern. Für diese auch heute noch häufig gepflegte Polizeipraxis gibt es keine rechtliche Begründung. Fragen des Kindeswohls können nicht auf dem Altar der Strafverfolgung geopfert werden. Wir haben durch neue Methoden der Bildgebung, durch die Trauma- und Hirnforschung der letzten zwanzig bis dreißig Jahre so viel neues Wissen zu Gedächtnisfunktionen unter traumatischen Bedingungen angesammelt, dass es fast unerträglich ist, dass dieses Wissen nicht in unsere Verfahren Eingang findet. Nirgendwo ist empirisch überprüft, ob und wenn ja auf welche Weise das Sprechen über Traumata in einer Therapie zu einer Verfälschung von Aussagen führen kann. Nach dem Zweifelsgrundsatz kann aber nie wirklich ausgeschlossen werden, dass Aussagen in der Therapie verfälscht wurden.

Seit der Jahrtausendwende gab es keinen Forschungsförderungsschwerpunkt mehr, der empirische Erkenntnisse mit Relevanz für die heutige Rechtspraxis untersucht, wie damals der Schwerpunkt »Recht und Verhalten« der Volkswagen-Stiftung. Neben dem besseren Verständnis in der Grundlagenforschung, wie körperliche und seelische

Traumata zu körperlichen und seelischen Langzeitfolgen führen können, bietet die Traumaforschung hier exzellente Voraussetzungen für ein besseres Verständnis der Gedächtnisgrundlagen. In großen klinischen Studien konnte gezeigt werden, dass Traumatherapie heute mit hohen Erfolgsquoten angewandt werden kann. Neben der Stabilisierung der Betroffenen zur Ermutigung der Teilhabe am Schulunterricht oder gesellschaftlichen Leben ist die Exposition gegenüber einem Traumanarrativ der zentrale Wirkmechanismus. Hilfe für Betroffene geschieht also über das Sprechen, über das Sicherinnern an die schlimmsten Erlebnisse. Aus der Therapie kann diese Erinnerung nicht ausgeklammert werden. In vielen Ländern setzt man deshalb darauf, Vernehmungen von Kindern unmittelbar, und zwar als richterliche Vernehmung durchzuführen. Auch in Deutschland gibt es entsprechende Modellprojekte, z. B. in Schleswig-Holstein. Sollen kindliche Opferzeugen wirklich gesundheitlich daran leiden, dass zu späte Vernehmungen eventuell Zweifel an ihrer Aussage aufkommen lassen? Für Opferzeuginnen und Opferzeugen ist dies oft unerträglich. Sie fühlen sich in ihrer Glaubwürdigkeit zutiefst erschüttert.

Auf Anregung des Nationalen Rats gegen sexuelle Gewalt an Kindern und Jugendlichen ist im November 2021 ein Praxisleitfaden zur Anwendung kindgerechter Kriterien für das Strafverfahren den Vertretern der Justizministerkonferenz vorgestellt worden. Die damals amtierende Bundesfamilienministerin und Justizministerin Christine Lambrecht (SPD) betonte, dass Verfahren gegen Sexualstraftäter für die betroffenen Kinder und Jugendlichen eine große Belastung seien und deshalb mit »großer Sensibilität und besonderem

Einfühlungsvermögen für die Opfer geführt« werden müssten. Häufig ist aber das Wissen in der Polizei zu psychischen Belastungen und Traumafolgen gering (Lorey & Fegert 2021 a). Spezifische Fortbildungen für die Strafverfolgungsbehörden sind deshalb dringend geboten (Lorey & Fegert 2021 b).

Missbrauchsvorwürfe in Familienrecht und Jugendhilfe

Auch im Familienrecht kann der Missbrauchsvorwurf eher zu noch mehr Schwierigkeiten führen, weshalb viele Anwältinnen und Anwälte mittlerweile in Scheidungsverfahren ihren Klienten eher dazu raten, entsprechende Verdachtsmomente nicht anzusprechen. Zu sehr hat sich der Slogan »Missbrauch mit dem Missbrauch« eingeprägt. Besorgten Elternteilen wird also pauschal unterstellt, Falschaussagen als Kampfmittel in der familienrechtlichen Auseinandersetzung einzusetzen. Eine Untersuchung im Rahmen des von der Volkswagen-Stiftung geförderten Schwerpunkts »Recht und Verhalten« (Busse et al. 2000) musste mehrfach verlängert und erweitert werden, weil entgegen der damals von Gutachtern geäußerten Annahme, dass in Familienverfahren Falschaussagen eher die Regel als die Ausnahme seien, tatsächlich bei der Aktendurchsicht zunächst nicht eine genügende Anzahl von Falschaussagen in Verfahren gefunden werden konnte. In der erweiterten Stichprobe fand sich zwar dann ein gewisser Anteil solcher Falschaussagen, aber letztendlich nicht in der Dimension eines Regel-Ausnahme-Verhältnisses.

In den letzten Jahren gab es eine Reihe von öffentlich breit diskutierten Verfahren, wo trotz entsprechender Aussagen von Kindern der Umgang mit angeschuldigten Vätern erzwungen wurde, sodass sich die Frage stellt, ob in einem Rechtskontext, in dem das Kindeswohl die zentrale Maxime darstellt, eine solche Nichtberücksichtigung der Aussagen von Kindern ethisch überhaupt verantwortbar ist. Eltern, betroffenen Kindern, vielen Menschen sind diese technisch wirkenden Details unseres Umgangs mit Aussagen von Betroffenen nicht bekannt. In ihrer Verzweiflung machen Mütter dann manchmal Strafanzeigen gegen Väter, um ihren Kindern den Umgang zu ersparen. Sie wissen im Moment einer Strafanzeige häufig nicht, dass es sich bei solchen Taten um Offizialdelikte handelt und dass eine Anzeige nicht zurückgezogen werden kann. Sie wissen oft nicht, dass Angeschuldigte ein Recht haben, zu schweigen, und in der Regel nicht begutachtet werden, während es mittlerweile zum Standard gehört, die Glaubhaftigkeit von Aussagen Betroffener durch ein sogenanntes »Glaubhaftigkeitsgutachten« zu überprüfen.

Die noch in der 19. Wahlperiode des Deutschen Bundestags erfolgte Erhöhung des Strafrahmens und der mittlerweile deutlich gestiegene Druck durch Erfolge bei der Strafverfolgung sogenannter »Kinderpornografie« überraschen auch manche scheinbar unauffällige Familie, wenn plötzlich ein Familienangehöriger wegen des Besitzes oder der Verbreitung von »Kinderpornografie« angezeigt wird. Ich finde den Begriff »Kinderpornografie« inadäquat, denn er verharmlost die dahinterstehende organisierte Gewalt und suggeriert, es seien fiktive Handlungen von Darstellern, die wie pornografische Filme zur Triebbefriedigung von erwachsenen Zuschauern produziert werden. Tatsächlich handelt es sich bei sogenannter »Kinderpornografie« um das Abfotografieren oder Abfilmen realen Kindesmissbrauchs. Es geht um Gewalt, um die organisierte Verübung von Straftagen an Kindern vor laufender Kamera.

Werden Kinder in der Familie Opfer organisierter sexueller Gewalt, werden sie also von einem Elternteil oder in Mittäterschaft von beiden Elternteilen missbraucht und misshandelt, um die dabei hergestellten Dateien als Ware zu verkaufen und zu Geld zu machen, oder werden sie zum Missbrauch von den Eltern anderen Tätern angeboten, unternehmen die Täter nicht selten erhebliche Anstrengungen, um dafür zu sorgen, dass Aussagemöglichkeiten von Kindern eingeschränkt werden. Dies kann von der Verwendung psychotroper Medikamente bis hin zu massiver Einschüchterung gehen. Im Kinder- und Jugendstärkungsgesetz wurde in einem neu eingefügten Paragrafen, § 5 KKG, deshalb auch geregelt, dass die Strafverfolgungsbehörden und Gerichte unverzüglich das Jugendamt informieren müssen, wenn in einem Strafverfahren gewichtige Anhaltspunkte für eine Kindeswohlgefährdung bekannt werden. Wörtlich heißt es da:

> *»Gewichtige Anhaltspunkte für eine Gefährdung können insbesondere dann vorliegen, wenn gegen eine Person, die mit einem Kind oder Jugendlichen in häuslicher Gemeinschaft lebt oder die regelmäßig Umgang mit ihm hat oder haben wird, der Verdacht besteht, eine Straftat nach den §§ 171, 174, 176 bis 180, 182, 184b bis 184e, 225, 232 bis 233a, 234, 235 oder 236 des Strafgesetzbuchs begangen zu haben.«*

Dies beinhaltet alle einschlägigen Sexualstraftagen gegen Kinder und Jugendliche wie z. B. sexuellen Missbrauch oder sogenannte »Kinderpornografie«. So soll sichergestellt werden, dass die in der Familie lebenden Kinder überhaupt Gehör finden und im Fall einer Gefährdung tatsächlich auch Unterstützung erhalten. Denn der NRW-Innenminister Reul (CDU) irrte, wenn er in einem Interview mit Blick auf die später erreichte Strafverschärfung formulierte:

> *»Ich würde mir wünschen, dass wir im rechtlichen Bereich nachjustieren. Wenn die Herstellung und Verbreitung von Missbrauchsbildern immer noch genauso bestraft wird wie Ladendiebstahl, dann fehlt mir dafür jedes Verständnis. Dann interessiert mich auch nicht mehr, ob das Recht systematisch richtig oder falsch ist, das ist mir wurst. Für mich ist sexueller Missbrauch wie Mord. Damit wird das Leben von Kindern beendet – nicht physisch, aber psychisch«*
> *(zit. nach Fegert 2020, S. 3).*

Die Aussage, deren ersten Teil ich ja durchaus nachvollziehen kann, ist im zweiten Teil problematisch, denn die betroffenen Kinder leben weiter und finden häufig kein Gehör. Ihr Leben ist eben nicht beendet, auch nicht psychisch, sondern unsere fachliche Aufgabe ist es, ihnen trotz schlimmer Taten, die sie erdulden mussten, eine gute Teilhabe am Leben zu ermöglichen. Deshalb sind Unterstützung durch die Jugendhilfe, eine entsprechende Abklärung und bei bestehender Indikation eine Traumatherapie angezeigt.

Anerkennungsverfahren und Geldleistungen für Betroffene

Gerade in Opferentschädigungsverfahren tun wir uns auch heute noch schwer mit der Anerkennung des Leids, haben Einwände und sehen Hürden und bewirken nicht selten durch unseren administrativen Umgang eine Reviktimisierung der Betroffenen, die den Schaden mehrt, den die Tat gesetzt hat, wie der österreichische Schriftsteller, Satiriker und Aphoristiker Karl Kraus einmal gesagt haben soll. Dies gilt auch für den Umgang beider großer Kirchen in Deutschland mit Betroffenen bei der Aufarbeitung der Missbrauchsskandale im pastoralen Bereich und im kirchlichen Ehrenamt. Man kann oder will bestimmten Aussagen nicht glauben, man verspricht rückhaltlose Aufarbeitung und Anerkennung des Leids und etabliert insuffiziente Verfahrensabläufe, die erneut zur Belastung werden. Neben dem Ausfüllen von komplizierten Formblättern wird von den Betroffenen auch die exakte Einhaltung bestimmter Fristen oder anderer Vorgaben verlangt. Vonseiten des Staates oder der Institutionen gilt kein Beschleunigungsgebot, man zeigt sich überrascht und überfordert von den Anfragen. Der staatliche Fonds Sexueller Missbrauch wie auch entsprechende kirchliche Verfahren mehren das Leid der Betroffenen allein schon durch den enormen Zeitverzug, der bei der Bearbeitung billigend in Kauf genommen wird. Betroffene werden in der Regel nicht über den Stand der Verfahren informiert. Sie werden wie Bittsteller, nicht wie Rechtsanspruchsträger behandelt. Dabei wäre eine menschliche und transparente Administration das Mindeste, was man erwarten kann.

Während die Prinzipien erfolgreicher Traumatherapie gut verstanden und häufig auch wirksam sind, gibt es kaum Standards für einen menschenwürdigen Umgang in Bezug auf die Anerkennung von Leid. Vielleicht nicht zu Unrecht versuchen der Staat und andere Geldgeber in Bezug auf Anerkennungs- oder Entschädigungszahlungen zu prüfen, ob das vorgetragene Anliegen überhaupt berechtigt ist. Dies bedeutet, dass Betroffene die Tat bzw. die Taten und den daraus entstandenen Schaden erst glaubhaft machen müssen. Wiederholt bin ich angefragt worden, in solchen Kommissionen mitzuwirken, welche mögliche Traumatisierung und die Berechtigung von Ansprüchen einschätzen sollen. Sowohl beim staatlichen System des Fonds Sexueller Missbrauch wie bei kirchlichen Kommissionen habe ich stets eine Mitwirkung als Gutachter abgelehnt, obwohl ich Staat und Kirchen in vielen Zusammenhängen in Bezug auf Prävention oder Intervention bei sexuellem Missbrauch beraten habe.

Psychiatrische, kinder- und jugendpsychiatrische, psychologisch-psychotherapeutische Gutachter quasi als »Richter in Weiß«, welche über die Anerkennung des Leids und das Ausmaß der anzuerkennenden Teilhabebeeinträchtigung als Tatfolge zu entscheiden haben, begeben sich in eine höchst problematische Position, ähnlich der der Vertrauensärzte. Auch wenn sie nicht wie diese versuchen, den Steuerzahler oder eine Institution aktiv vor den möglicherweise entstehenden Kosten durch Infragestellung der Aussagen der Betroffenen zu schützen, entsteht gleichwohl eine Situation, in der Leid taxiert und bewertet wird, ohne dass dabei in den Institutionen das Erfahrungswissen Betroffener einbezogen wird. Auch gibt es bis heute in diesen Zusammenhängen keine generelle Rechtsvermutung zu den emotionalen Belastungen und anderen Traumafolgen. Die Betroffenen haben bis heute in solchen Verfahren eine hohe Bringschuld, sie müssen die Fakten auf den Tisch legen und ihre Anerkennungswünsche substanziieren. Sie klagen über die umständlichen Antragsverfahren z. B. im ergänzenden Hilfesystem oder die unendlich langen Bearbeitungszeiten beim Fonds Sexueller Missbrauch, auch wenn sich diese in letzter Zeit verbessert haben. Der Antrag auf Hilfeleistungen aus dem ergänzenden Hilfesystem im institutionellen Bereich (Stand Juli 2019) umfasst 23 kleingedruckte Seiten, mit einleitenden Instruktionen und Abgrenzungsfragen zu anderen Anerkennungsleistungen, z. B. für stationäre Einrichtungen der Behindertenhilfe oder der Psychiatrie oder zu anderen Zeiträumen, die für Opfer auf dem Gebiet der ehemaligen DDR gelten.

Das ergänzende Hilfesystem

Sehr schnell wurde nach dem sogenannten Missbrauchsskandal 2010 deutlich, dass viele Betroffene den formalen Rechtsweg nicht mehr beschreiten konnten oder wollten. Manche Taten waren verjährt, bei manchen hatte der Rechtsweg nichts gebracht, es war zu Einstellungen der Verfahren gekommen etc. Um dennoch die oft jahrzehntelangen Belastungen anzuerkennen, die im Rahmen der Anlaufstelle der ersten Unabhängigen Beauftragten für Fragen des sexuellen Kindesmissbrauchs, Dr. Christine Bergmann, dokumentiert wurden und die Teilnehmenden am Runden Tisch stark beeindruckt haben, wurde beschlossen, genau für diese »Altfälle« den Fonds Sexueller Missbrauch zu etablieren, zunächst in der Hoffnung, dass dies nur ein kurzfristiger Übergangsschritt sein würde, bis die Politik bessere Lösungen im Strafverfahrensrecht und bei der Opferentschädigung gefunden haben würde. Ein deutsches Alleinstellungsmerkmal war die Möglichkeit der Antragstellung auch bei Missbrauch im familiären Bereich, da in der deutschen Verfassung eben das staatliche Wächteramt in Artikel 6 des Grundgesetzes und damit eine staatliche Verantwortung explizit angesprochen wird.

Der Fonds Sexueller Missbrauch wurde nach den Debatten am Runden Tisch sexueller Missbrauch beschlossen, und die entsprechende Geschäftsstelle nahm Anfang Mai 2013 ihre Arbeit auf. Bis Mitte 2021 hatten über 16.000 Betroffene Anträge an die Geschäftsstelle des Fonds gestellt. Beantragt werden können Hilfeleistungen wie z. B. Unterstützung bei der Finanzierung einer erneuten Psychotherapie, aber auch Hilfen zur Überwindung von sozialen Ängsten wie die Begleitung durch einen speziell trainierten Hund oder andere eher ungewöhnliche Unterstützungsmaßnahmen. Nach heftiger Kritik von Betroffenen und Institutionen wegen der in der Anfangsphase extrem langen Bearbeitungszeiten sind die Antragsverfahren komplett überarbeitet worden. Gleichwohl verlangt der Antrag auf ca. zwanzig Seiten sehr viele Angaben und wird in 10 Prozent der Fälle mit der Unterstützung von Beratungsstellen ausgefüllt. Derzeit gibt es 135 Beratungsstellen in der Bundesrepublik, die als geschulte Kooperationsberatungsstellen aktiv im Beratungs- und ergänzenden Hilfesystem tätig sind. Für die Berechtigung zu einem Antrag beim Bundesamt für Familie und zivilgesellschaftliche Aufgaben müssen folgende Voraussetzungen erfüllt sein:

Betroffene müssen als Minderjährige sexuellen Missbrauch in der Familie (ergänzendes Hilfesystem im familiären Bereich) oder im institutionellen Bereich erfahren haben. Der sexuelle Missbrauch muss zwischen dem 23. Mai 1949 (auf dem Gebiet der Bundesrepublik Deutschland) bzw. dem 7. Oktober 1949 (auf dem Gebiet der ehemaligen

Deutschen Demokratischen Republik) und dem 30. Juni 2013 (Inkrafttreten des Gesetzes zur Stärkung der Rechte von Opfern sexuellen Missbrauchs – StORMG) stattgefunden haben. Im institutionellen Bereich werden Personen, die schon eine Vereinbarung mit dem Fonds Heimerziehung in der Bundesrepublik Deutschland geschlossen haben, von der Antragstellung ausgeschlossen. Wer in Einrichtungen der Behindertenhilfe oder Psychiatrie sexuell missbraucht wurde, ist ebenfalls von der Antragstellung ausgeschlossen, da er Hilfeleistungen der Stiftung »Anerkennung und Hilfe« in Anspruch nehmen kann.

In den ersten Jahren verlief die Fallbearbeitung extrem langsam. Die komplizierte Antragstellung und die frustrierend langsame Bearbeitung bis zu einer Entscheidung wurden von Betroffenen heftig kritisiert. Die Zahl der definitiven Ablehnungen war relativ gering. Ablehnungen erfolgten meist aus formalen Gründen, z. B. Taten allein durch Fremdtäter oder Taten in Institutionen, die nicht der Vereinbarung angehörten. Von vielen Betroffenen wurden bis heute die Sachleistungen in Höhe bis zu 10.000 Euro nicht voll ausgeschöpft. Deshalb sind die meisten Verfahren noch offen, weil noch weitere Beträge für Hilfen, Therapien und Assistenzleistungen in Anspruch genommen werden können. Menschen mit Behinderungen können in dem System zusätzliche Hilfen in Höhe von 5.000 Euro für Assistenzleistungen beantragen.

Im Jahr 2018 erstellten wir für das Bundesfamilienministerium, welches für die Durchführung des Fonds verantwortlich zeichnet, zwei Expertisen mit Abschätzungen und Prognosen über die Notwendigkeit der Fortführung des

Fonds über das ursprüngliche Auslaufdatum hinaus (Harsch et al. 2018; Sachser et al. 2018). Wir erhielten für diese Expertisen Zugang zu statistischen Daten über Betroffene aus dem Fonds und konnten feststellen, dass die Antragstellerinnen und Antragsteller in ihrem Profil der Gruppe der Schwerstbetroffenen mit multiplen und fortgesetzten Taten entstammen, die in bevölkerungsrepräsentativen Studien nur einen kleineren Anteil der insgesamt von sexualisierter Gewalt im Kindes- und Jugendalter betroffenen Personen ausmachen.

Die ursprüngliche Befürchtung von Finanz- und Sozialpolitik, dieses Hilfesystem könnte von Millionen Betroffenen, die eigentlich ganz gut im täglichen Leben zurechtkommen, in Anspruch genommen werden, hat sich absolut nicht bewahrheitet. Den belastenden Aufwand der Antragstellung nehmen in der Regel nur Menschen in Kauf, die durch die extreme Schweregradausprägung der Belastungen und Belastungsfolgen erheblich beeinträchtigt sind. Gleichwohl würde auf der Basis der repräsentativen Daten, die zu solchen Taten aus Dunkelfeldbefragungen vorliegen, in Deutschland von ca. 2 Millionen Betroffenen auszugehen sein, die vergleichbare sehr berechtigte Anträge stellen könnten.

Aus unserer Sicht war es absolut zu begrüßen, dass die Bundesregierung mit dem Haushaltsentwurf für 2020 beschlossen hat, die Finanzierung des Fonds Sexueller Missbrauch im familiären Bereich fortzusetzen und die bisherige Auszahlungsfrist aufzuheben, da es nach unseren datenbasierten Abschätzungen noch ca. 2 Millionen Anspruchsberechtigte gibt, welche sich bisher nicht zu einem Antrag durchringen konnten.

Erfreulicherweise hat sich die Bearbeitung im ergänzenden Hilfesystem nun, nach einer Neuorganisation, endlich beschleunigt. Im institutionellen Bereich waren bisher nur Leistungen in Bezug auf Missbrauchsfälle in Institutionen beantragbar, wenn diese Organisationen oder Bundesländer eine Vereinbarung geschlossen hatten. Die Bearbeitung erfolgte nach den gleichen Regeln wie im familiären Bereich durch die Geschäftsstelle. Die finanzielle Abwicklung erfolgte dann über die beteiligten Institutionen. Allerdings wird, im Gegensatz zum Fonds im familiären Bereich, nun die Beteiligung der Institutionen, auch der kirchlichen, langsam abbröckeln und teilweise durch eigene Systeme ersetzt werden. Die Unterstützungslandschaft wird dadurch noch komplizierter und für viele Betroffene noch weniger überschaubar, denn die festgelegten Endzeitpunkte der Beteiligung divergieren. So schied z. B. das Deutsche Rote Kreuz während der Reform des Opferentschädigungsgesetzes aus, die Deutsche Lebensrettungsgesellschaft scheidet zum 31.12.2022 aus, die Deutschen Pfadfinderinnen- und Pfadfinderverbände nehmen bis auf Weiteres teil, während die Evangelische Kirche in Deutschland, inklusive Diakonie, ebenso wie die Deutsche Ordensoberenkonferenz, die Deutsche Bischofskonferenz und der Caritasverband noch bis 31.12.2023 teilnehmen. Schon früh ausgestiegen waren der Deutsche Olympische Sportbund und zahlreiche Bundesländer.

Parallel wurde z. B. von der katholischen Kirche zum 1. Januar 2021 ein Antragsverfahren zur Anerkennung des Leids eingeführt mit einem achtseitigen Antragsformular und einer unabhängigen Kommission für Anerkennungsleistungen, welche eine Leistungshöhe festlegt und Auszahlungen an Betroffene anweist. Dies geschah nach einer heftigen kontroversen öffentlichen Diskussion mit zunächst unter dem Eindruck der MHG-Studie[11] gemachten öffentlichen Zusagen für erheblich höhere Anerkennungsleistungen. Die Evangelische Kirche in Deutschland kommunizierte die bislang von ihr unterzeichnete Übergangsregelung bis 2023 mit der Formulierung: »Erneut Verantwortung übernommen.«[12]

Betrachtet man insgesamt die langen Debatten, die großen Anlaufschwierigkeiten, die massiven administrativen Probleme, muss für Deutschland leider festgestellt werden, dass die komplementären Hilfesysteme eben lange nicht als Verantwortungsübernahme, sondern als »Verhungernlassen am ausgestreckten Arm« und als neue Belastung von den Betroffenen erlebt wurden. Während z. B. in Österreich die Klasnic-Kommission, welche völlig unabhängig arbeiten konnte, sehr schnell einen gewissen sozialen Frieden durch tatsächlich beachtliche Anerkennungsleistungen herstellen konnte, war der Weg von Anerkennungsleistungen und ergänzenden Hilfen in Deutschland gekennzeichnet von Hürden in der Antragstellung und langen belastenden Wartezeiten. Dabei konnte, trotz zunehmender Versprechen an die Betroffenen vonseiten einzelner Institutionen und einer eskalierenden öffentlichen Debatte, bislang kaum ein Zustand erreicht werden, in dem die gefundenen Lösungen nicht als ein Tropfen auf den heißen Stein erlebt werden.

11 Das Kürzel MHG steht für die Arbeitsorte der interdisziplinären Arbeitsgruppe, Mannheim, Heidelberg und Gießen, welche aus forensischen, psychiatrischen und kriminologischen Expertinnen und Experten bestand.

12 https://www.dbk.de/themen/sexualisierte-gewalt-und-praevention/forschung-und-aufarbeitung/studien/mhg-studie (10.03.2022).

Mit Kairos bezeichneten die Griechen so etwas wie den richtigen Zeitpunkt. Das zeitnahe Handeln in Österreich hat dieses richtige Zeitfenster getroffen. Das zähe Ringen in Deutschland, das lange Warten auf die Verfahren und in den Verfahren unreflektierte Entschädigungsvorschläge, die wieder zurückgenommen werden, und Ähnliches – all dies hat in Deutschland nicht dazu geführt, dass diejenigen, die im Opferentschädigungsrecht nicht meinten, zu ihrem Recht gekommen zu sein, hier eine Anerkennung ihres Leids erfahren haben. Der gemeinsame staatliche Rahmen im Fonds bot bislang wenigstens die Sicherheit einer Gleichbehandlung, und sei es der gleichen schleppenden Behandlung. Verlagert man die Zuständigkeiten auf die einzelnen Institutionen, wird dies durch das Leid, welches im institutionellen Kontext erfahren wurde, komplizierter: Wie sollen Betroffene tatsächlich an die Unabhängigkeit der Anerkennungsentscheidungen glauben und den eingesetzten Personen und organisierten Verfahren der von ihnen als Täterorganisation wahrgenommenen Kirche vertrauen? Ganz Ähnliches gilt für die Aufarbeitung des Leids in Institutionen. Doch dies ist hier nicht das Thema, sondern die mühevollen Wege der Betroffenen in der Hoffnung auf Gerechtigkeit. Hierbei müssen sich gerade die Kirchen sowie Caritas und Diakonie als große Einrichtungsträger klarmachen, dass sie an einem anderen Gerechtigkeitsbild gemessen werden als z. B. der Deutsche Olympische Sportbund.

Die Auseinandersetzung mit den biblischen Vorstellungen von Gerechtigkeit, dem Verzweifeln am Unrecht und dem Wunsch nach einem starken Engel, der in der Auseinandersetzung und im Kampf Beistand leistet, das sind aus meiner Sicht Themen, die in kirchlichen Institutionen diskutiert werden sollten und theologisch ausgeleuchtet werden müssen. Es geht nicht primär um das Offensichtliche, nämlich um die große Schuld der einzelnen Täter und ihre Dämonisierung durch die Gleichsetzung ihrer Taten mit den Werken des Teufels. Es geht um den Kampf mit diesen Dämonen, um das Ringen der Opfer um Gerechtigkeit, um ihren Wunsch nicht nach Almosen, sondern nach Anerkennung des Unrechts, welches ihnen angetan wurde.

Die Institutionen aber haben wir in Deutschland, im Gegensatz zu anderen Ländern wie z. B. Irland, fast komplett geschont. Nie wurde eine Rechtsgrundlage dafür geschaffen, dass Aufarbeitungskommissionen Zugang zu kirchlichen Archiven oder kirchenrechtlichen Unterlagen haben. Wir reden von Aufarbeitung, ja von Heilung, verweigern aber Akteneinsicht und überlassen es den Betroffenen, durch ihre Aussagen zu überzeugen. Ohne die Tausenden Aussagen von Betroffenen bei der damaligen Anlaufstelle der Unabhängigen Beauftragten für Fragen des sexuellen Kindesmissbrauchs, Dr. Christine Bergmann, wäre der politische Prozess, der mit dem Runden Tisch sexueller Missbrauch in Deutschland gestartet ist, zu Ende gewesen, bevor er noch richtig begonnen hat, denn im Parlament fand sich keine Mehrheit dafür, ähnlich wie in Irland einen Untersuchungsausschuss oder eine Kommission mit rechtlichen Befugnissen wie Zugang zu Einrichtungsakten zu gewähren.

In Ländern wie dem Vereinigten Königreich, Irland, Australien, Kanada wurden unter anderen rechtlichen Rahmenbedingungen Kommissionen mit juristisch abgesicherten Untersuchungsmöglichkeiten eingesetzt, während dies in

Deutschland bislang nicht gelungen ist. Zwar wurde zuletzt nach Vorstellung des Gutachtens der Anwaltskanzlei Westphal, Spilker, Wastl zur Erzdiözese München und Freising[13] politisch wieder vermehrt diskutiert, ob es eine stärkere Beteiligung der Politik in Aufarbeitungsprozessen brauche. Konkret besteht aber noch nicht einmal eine Kontrolle oder Übersicht über den Stand der zahlreichen begonnenen Aufarbeitungsprojekte. Vielleicht wäre es hier doch eine empfehlenswerte Lösung, eine Enquetekommission im Deutschen Bundestag einzusetzen, um sich auf parlamentarischer Ebene mit Expertinnen und Experten und vor allem mit Betroffenen darüber zu unterhalten, welche Grundannahmen zur Kausalität von Belastungen getroffen werden sollten, vor dem Hintergrund einer Beschreibung der Häufigkeit von Gewaltformen in unterschiedlichen Institutionen und der Familie. Auf einer solchen Basis könnte die notwendige Verlängerung des ergänzenden Hilfesystems, im Sinne einer dauerhaften Etablierung, den Misstrauensaufwand gegenüber Betroffenen deutlich reduzieren und durch effizientere Verwaltungsvorgänge tatsächlich unkompliziert und empathisch ergänzende Hilfen gewähren.

Es macht absolut Sinn, im strafrechtlichen Kontext alle Zweifel an einer Aussage in den Vordergrund zu stellen, damit niemand zu Unrecht einer Tat beschuldigt wird. Das Grundelement des Zweifels im Umgang mit Aussagen und Ansprüchen von Betroffenen darf aber nicht den Umgang mit der Gewährung notwendiger Hilfen zum Zurechtkommen, ja zum »Überleben« im Alltag prägen, hier brauchen wir einen

13 https://westpfahl-spilker.de/wp-content/uploads/2022/01/WSW-Gutachten-Erzdioezese-Muenchen-und-Freising-vom-20.-Januar-2022.pdf (10.03.2022).

empathischen und unterstützenden Zugang. Diese Tatsache, dass es uns Menschen nicht gelingen mag, Gerechtigkeit und Empathie zu vereinbaren, greift das abschließende Kapitel auf. Dies soll aber nicht heißen, dass alle Bemühungen, kindgerechtere oder kindersensible Verfahren zu etablieren, vergeblich sind. Eine kindgerechte oder kindersensible Justiz hat größte Bedeutung und es ist absolut zu begrüßen, dass die Ampelkoalition in ihrem Koalitionsvertrag »Mehr Fortschritt wagen« diese zentrale Forderung eines kindersensiblen Umgangs hervorhebt (vgl. dazu Fegert 2022).

Allmählicher Wandel des heilberuflichen Blicks auf Betroffene

Leider war es nicht die Einsicht, sondern katastrophale Ereignisse, welche Ausgangspunkt für eine veränderte Wahrnehmung und Bewertung von Traumatisierung in unseren Gesellschaften waren. In den USA können 9/11 und die Hurrikan-Katrina-Katastrophe als Beginn systematischer Traumaforschung und klinischer Vernetzung beschrieben werden. Ein nationales Traumaforschungsnetzwerk wurde dort gegründet, und neue Methoden, insbesondere der funktionellen Bildgebung, ermöglichen ein besseres Verständnis des Traumagedächtnisses unter unterschiedlichen Belastungssituationen wie einmaligen versus fortgesetzten Traumata wie z. B. beim fortgesetzten sexuellen Missbrauch. Gruppenstatistisch konnten Erinnerungen von Probanden und Probandinnen in klinischen Untersuchungen präzisen Hirnarealen in der funktionellen Bildgebung zugeordnet werden. Das heißt, Gruppen von Betroffenen, welche Missbrauch erfahren hatten, unterschieden sich durch die Befunde in den Hirnarealen, die für die Genitalregion zuständig sind. Dies bedeutet nicht, dass wir schon im Einzelfall in der Lage wären, durch klinische Untersuchungen den Wahrheitsgehalt von Aussagen oder die Veränderungen im Gehirn einzelner Betroffener nachzuweisen, aber es war für viele Betroffene und für viele Expertinnen und Experten bestürzend und erhellend zugleich, zu sehen, wie schwere psychische Belastungen in der Kindheit ein im Erwachsenenalter nachweisbares organisches Substrat mit einer topografischen Zuordenbarkeit im Gehirn haben.

Auch die Bedeutung von Befunden aus Fragebögen in bevölkerungsrepräsentativen Untersuchungen wurde dadurch noch einmal unterstrichen, weil Ausgangspunkt dieser Bildgebungsuntersuchungen eben auch solche Fragebogenuntersuchungen waren. Daraufhin erfolgte die Einteilung in Gruppen, in eine, welche z. B. nach dem »Childhood Trauma Questionnaire« angab, in der Kindheit missbraucht worden zu sein, und in eine andere, die dies nicht angab. So ist der Missbrauch zur sichtbaren Folgeerscheinung in Hirnstrukturen geworden. Vielen fällt es heute leichter, Betroffenen in Bezug auf die Folgen der Belastungen zu glauben, weil man solche Befunde mit extrem teuren Maschinen in Experimenten finden kann, auch wenn strafrechtliche Verurteilungen häufig unterblieben sind. Auch die starken Belastungen wie z. B. die Übererregbarkeit (Hyperarousal) und Veränderungen der Stressregulation bei vielen Betroffenen wurden mittlerweile besser verstanden.

Die posttraumatische Symptomatologie, die seit dem Ersten Weltkrieg (»Kriegszitterer«) eigentlich immer wieder in Belastungssituationen beschrieben wurde, aber gesellschaftlich als persönliche Schwäche, Feigheit und Versagen abgetan wurde, wurde medizinisch neu eingeordnet. Die internationale Klassifikation der Krankheiten, die ICD (International Classification of Diseases), wurde überarbeitet, und die neue ab 2022 auch in der Krankenversorgung in Deutschland einzuführende ICD-11 bringt gerade im Bereich Trauma und Traumafolgestörungen sehr viele Veränderungen der diagnostischen Grundlagen. Zwar wurde nicht wie von uns (Schmid et al. 2013) und anderen lange gefordert, eine spezielle Diagnose für die Traumata des Entwicklungsalters eingeführt (Developmental Trauma Disorder; vgl. van der Kolk 2005), aber die Komplextraumatisierung wurde nun aufgegriffen. Zu den klassischen Symptomen einer posttraumatischen Belastungsstörung, wie Vermeidung, Übererregbarkeit und Wiedererleben, z. B. in Flashbacks und Albträumen, treten bei der Komplex-PTSD Störungen und Probleme in der Organisation des Selbst hinzu, also affektive Dysregulation, häufig negative Selbstkonzepte und Beziehungsprobleme.

Gerade bei fortgesetzten intrafamilialer sexualisierter Gewalt können sich durch unberechtigte Vorwürfe, die sich die Betroffenen selbst machen, durch eine allgemeine Schädigung der Selbstwertentwicklung und die mit der Ohnmacht bei den erlebten Taten verbundene Selbststigmatisierung große Probleme nicht nur im vertrauensvollen Umgang mit anderen Menschen und in der Affektregulation ergeben. Diese emotionale Labilität, Phasen von Angst und Depression und der niedrige Selbstwert haben häufig ebenso große Langzeitfolgen für die Teilhabe Betroffener am gesellschaftlichen Leben wie die posttraumatischen Belastungssymptome im engeren Sinn wie z. B. die Übererregbarkeit, die zu einem verstärkten permanenten Stresserleben führen kann. Das Problem ist, dass zum Umgang mit diesen Herausforderungen häufig dysfunktionale Lösungsversuche gewählt werden wie etwa der Konsum von Alkohol und anderen suchtfördernden Substanzen zur Stressreduktion oder übermäßiges Essen, welches zu metabolischen Störungen und erheblichen Langzeitfolgen führen kann.

Nicht nur in Therapien, sondern auch in rechtlichen Verfahren muss darauf geachtet werden, den Selbstwert der Betroffenen zu steigern und ihre offensichtlichen Belastungen wie Stress und emotionale Labilität zu berücksichtigen, gerade wenn es darum geht, sich wieder mit dem Geschehenen auseinandersetzen zu müssen. Insofern ist es wichtig, ihre Anliegen auch in rechtlichen Verfahren oder Anerkennungsverfahren als berechtigte Anliegen zu respektieren und sie eben nicht allein schon durch den Aufbau von Formularen zu Bittstellern zu degradieren, die beim Ausfüllen ihre Insuffizienz erleben. Es erscheint mir wichtig, gerade bei fortgesetzten Taten in Institutionen, im Abhängigkeitsverhältnis zu Personen wie etwa dem Pfarrer oder bei Missbrauch in der Familie neben den klassischen PTBS-Symptomen in Zukunft eben auch in der Begutachtung im sozialen Entschädigungsrecht die Probleme in der Affektregulation zu beachten, wie Wut, selbstzerstörerisches Verhalten oder die Unfähigkeit, Gefühle zu empfinden, Scham und Selbststigmatisierung, Wertlosigkeit und Schuld – also ein insgesamt negatives Selbstkonzept und interpersonelle Probleme, die ja im Wesentlichen zur Beeinträchtigung von Teilhabe führen können.

Das Stigma psychischer Traumatisierung äußert sich so nicht nur im Selbstwert, sondern teilweise auch in einem rücksichtslosen oder selbstdestruktiven Verhalten. Dies ist auch bei Traumatherapien und Frühinterventionen im Rahmen des sozialen Entschädigungsrechts zu beachten. Die wissenschaftlich gut untersuchten effektiven Traumatherapien, wie etwa die traumafokussierte kognitive Verhaltenstherapie für Kinder und Jugendliche, wirken auch bei solchen komplexen traumatischen Belastungen. Das Problem ist also nicht ein Erkenntnisdefizit. Hier wurden in der Traumaforschung und Traumatherapieforschung in den letzten Jahrzehnten große Fortschritte gemacht. Das große Problem ist derzeit die mangelnde Verfügbarkeit und der mangelnde Zugang zu qualifizierter Frühintervention und Therapie.

Erst Ende Dezember 2019 erfolgte eine Reform des sozialen Entschädigungsrechts. Das bisher in mehreren Gesetzen geregelte Recht wird nun in im Sozialgesetzbuch Vierzehntes Buch (SGB XIV) zusammengeführt. Während man in vielen Verfahren nicht sehr empathisch mit den Opfern umging, hat der Gesetzgeber hier höchste Sensibilität gezeigt. Bei der Zählung der Sozialgesetzbücher wurde das dreizehnte Buch ausgelassen, weil man es für unangemessen hielt, diese Unglückszahl mit dem Themenkomplex der Opferentschädigung zusammenzubringen. An anderer Stelle waren allerdings dann Rücksichtnahme und Verständnis offensichtlich viel zu früh aufgebraucht. Dennoch ist das SGB XIV ein großer Schritt nach vorn für psychisch traumatisierte Gewaltopfer, denn zum ersten Mal wird der Gewaltbegriff neu gefasst und um die »psychische Gewalt« erweitert. Sie wird definiert als ein vorsätzliches, rechtswidriges und unmittelbar gegen die freie Willensentscheidung einer Person gerichtetes schwerwiegendes Verhalten. Straftatbestände wie Straftaten gegen die sexuelle Selbstbestimmung werden dabei explizit genannt.

Für uns als Kinder- und Jugendpsychiater und Psychotherapeutinnen besonders wichtig ist, dass auch die Vernachlässigung von Kindern einer Gewalttat gleichgestellt wird, und man kann es kaum glauben – mehr als hundert Jahre nach Ende des Ersten Weltkriegs, in denen psychische Traumata und sogenannte »Schockschäden« negiert wurden, werden diese nun zum ersten Mal berücksichtigt. Hier haben die multiplen erlittenen Traumata der Bystander beim Attentat auf den Berliner Breitscheidplatz dazu geführt, dass die Politik umgedacht und endlich realisiert hat, dass auch das unmittelbare Miterleben von Gewalt, von Tötung, die damit verbundene panische Angst, zu psychischen Traumata führen kann.

Im sozialen Entschädigungsrecht wird nach wie vor der Nachweis eines im individuellen Fall zu belegenden kausalen Zusammenhangs zwischen dem traumatisierenden Ereignis und der eingetretenen Teilhabebeeinträchtigung gefordert. Aber generell gilt: Auf dem Weg zu einer hilfreichen Therapie, auf dem Weg zur Anerkennung und Entschädigung führt nichts an der Erzählung des Erlebten vorbei. Hierzu bedarf es früher Interventionen zur Stabilisierung der Betroffenen. Auch mit Beteiligung der Ulmer Traumaforschung (TRAVESI-Studie, Rassenhofer et al. 2016) konnte gezeigt werden, dass Traumaambulanzen, welche Frühinterventionen anbieten, Traumafolgestörungen und das Leid sozialer Ausgrenzung deutlich reduzieren können. Diese

Ergebnisse wurden auch in der Gesetzesbegründung bei der Reform des sozialen Entschädigungsrechts genannt, wo beschlossen wurde, dass solche frühen Hilfsangebote flächendeckend schon ab 2021 von den Ländern eingeführt werden sollen. Dies sollte die Abkehr von einer Praxis bedeuten, wo zunächst der Ausgang eines Strafverfahrens abgewartet und dann viele Jahre später im sozialen Entschädigungsrecht über Therapie, andere Hilfen oder gegebenenfalls Rentenansprüche diskutiert wird.

Einzelne Teile des Gesetzes sollen ab dem Jahr 2021 bundesweit den Zugang zu schnelleren Hilfen in Traumaambulanzen und ein effektives Fallmanagement sicherstellen. Die Umsetzung dieser Regelung ist Sache der Bundesländer. In Baden-Württemberg gibt es nach wie vor nur eine einzige Traumaambulanz für Kinder und Jugendliche. Der geplante Ausbau der Traumaambulanzangebote im Rahmen des neuen sozialen Entschädigungsrechts ist wegen der Coronapandemie ins Stocken geraten. Die übrigen Änderungen treten erst 2024 in Kraft, erst dann wird auch eine sogenannte »Rechtsvermutung« bei psychischen Gesundheitsstörungen normiert. Danach wird nun endlich die Wahrscheinlichkeit des ursächlichen Zusammenhangs der psychische Tatfolgen mit einer Tat vermutet,

> *»wenn diejenigen medizinischen Tatsachen vorliegen, die nach den Erfahrungen der Medizin und Wissenschaft geeignet sind, einen Ursachenzusammenhang zwischen einem nach Art und Schwere geeigneten schädigenden Ereignis und der gesundheitlichen Schädigung und der Schädigungsfolge zu begründen und die Vermutung nicht durch einen anderen Kausalverlauf widerlegt*

wird« (§ 4 [5] SGB XIV, Anspruch auf Leistungen für Geschädigte, Satz 5).

Ob diese Generalklausel bisherige Auseinandersetzungen über die Kausalität – ich erinnere nur noch einmal an die Begriffe: konstitutionsbedingte Störung, Brückensymptomatik, Subtraktion, vorbestehende Beeinträchtigung – tatsächlich zu lösen vermag, sei dahingestellt. Wenigstens ist es dem Gesetzgeber gelungen, zu normieren, dass das klinisch Wahrscheinliche auch als Ursache wahrgenommen wird und nicht krampfhaft nach Alternativhypothesen gesucht werden muss, die begründen könnten, weshalb der Staat hier nicht leistungsverpflichtet ist.

Obinger und Grawe (2020) vom Forschungszentrum Ungleichheit und Sozialpolitik in Bremen nannten ihren Beitrag zur hundertjährigen Geschichte der Kriegsopferversorgung und ihren sozialpolitischen Auswirkungen: »Vom Militär-Invalidenhaus zur modernen Behindertenpolitik«. Tatsächlich waren Deutschland und Österreich aufgrund der zahllosen Kriegsversehrten Pioniernationen staatlicher Sozialversicherungspolitik (Alber 1982; Schmidt 2005). Sie waren aber auch Pioniernationen im Negieren des Schockschadens, in der Unterstellung von Simulantentum und Rentenneurose bei den psychisch Traumatisierten. Die entsprechenden sozialrechtlichen Verfahren waren und sind an hohe formale Hürden gebunden; Fristen und Formulare wurden häufig (zu Recht) als Schikane oder neuer Angriff von den Betroffenen empfunden. Scheinbar wohlgemeinte Auffanglösungen für diejenigen, die entsprechenden Fristen verpasst haben oder zu früh in ihrer Geschichte geschädigt wurden, entwickelten selbst eine Dynamik durch Administrativversagen, sodass die Abwicklung der Hilfeverfahren wie z. B. beim Fonds Sexueller Missbrauch oft zu einer neuen Belastung für die Betroffenen geführt hat. Unsere Expertise für die Bundesregierung zu diesem Fonds ist nach wie vor, vermutlich aus guten Gründen, unveröffentlicht. Sie zeigt, wie man bei der Planung und administrativen Ausgestaltung von völlig falschen Fallzahlen bei den Antragstellenden ausgegangen ist.

Ähnlich enttäuscht sind Betroffene über die angekündigten Anerkennungsleistungen der großen Kirchen in Deutschland. Lange Bearbeitungszeiten ohne Verfahrenstransparenz und ohne Auskünfte zum Verfahrensstand sorgen auch hier für weitere Belastungen der Betroffenen, die sich überwunden haben, trotz aller damit verbundenen Belastungen entsprechende Angaben auf den dafür vorgesehenen Formularen zu machen. Auch wenn mühsam einiges geändert wurde, um Betroffenen Hoffnung auf Anerkennung ihres Leids und auf Hilfen zur Teilhabe zu geben, muss festgestellt werden, dass zwar Therapiemöglichkeiten und Möglichkeiten früher Hilfen innerhalb der letzten zehn, zwanzig Jahre beachtenswerte Fortschritte gemacht haben, während der rechtliche und administrative Umgang mit den Fragen der Anerkennung des Leids eine Geschichte fortgesetzten Scheiterns der Täterorganisationen und der staatlichen Gemeinschaft in der Verantwortungsübernahme ist. Umso unverständlicher ist es, dass nicht mit aller Kraft Traumaambulanzen und Einrichtungen, die Chronifizierung von Folgeschäden vermeiden sollen, mit Nachdruck umgesetzt werden.

Worum es letztlich geht: Anerkennung und Gerechtigkeit

»Bleibt, ihr Engel, bleibt bei mir!
Führet mich auf beiden Seiten,
Daß mein Fuß nicht möge gleiten!
Aber lernt mich auch allhier
Euer großes Heilig singen
Und dem Höchsten Dank zu singen!«
(Tenorarie als fünftes Stück der Kantate
BWV 19, »Es erhub sich ein Streit«.
Text Umdichtung nach Christian Friedrich
Henrici [Picander], 1724/1725)

Nicht selten wurde der Erzengel Michael auch mit einer Waage als Symbol des Gerichts gezeigt oder mit einem Gerichtsschwert, wie auch die Engelsfigur auf der Castel Sant'Angelo, der Engelsburg in Rom.

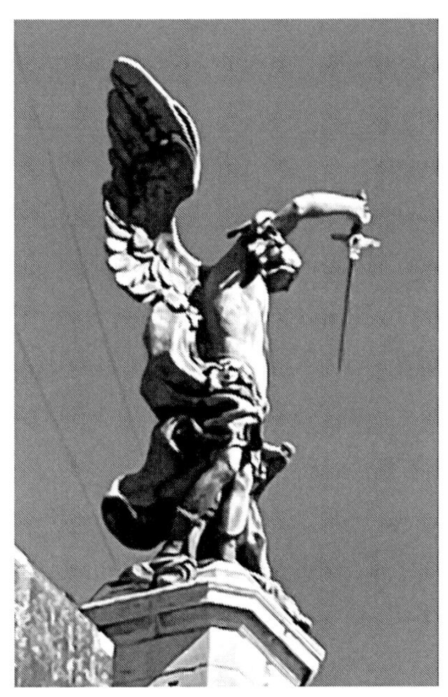

Erzengel Michael mit Schwert
auf der Engelsburg in Rom

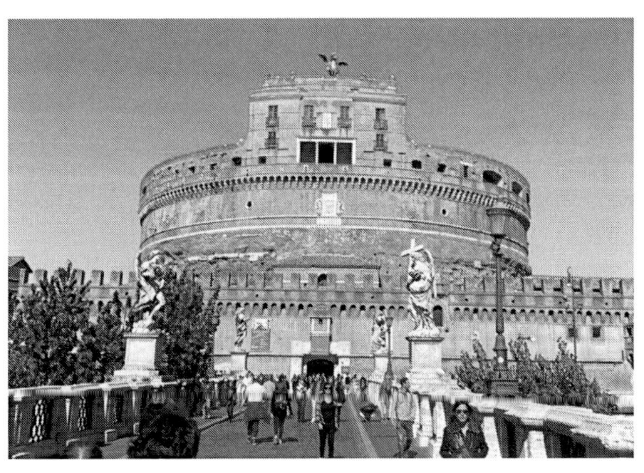

Die Engelsburg in Rom mit
dem Erzengel Michael an der Spitze

In der Offenbarung des Johannes erscheint der Erzengel quasi wie ein Ordner beim Jüngsten Gericht, der die Schafe von den Böcken trennt. In der 1399 in Sterzing (Südtirol) erbauten Heilig-Geist-Spitalkirche findet sich ein eindrücklicher Freskenzyklus von Hans von Bruneck, dem berühmten Begründer der Pustertaler Schule. Dieser Zyklus stammt aus dem Jahr 1415 und stellt an der Westwand der Kirche das Jüngste Gericht dar: Der Erzengel Michael bündelt die auf ewig Verdammten zu seiner Linken und hält das Richtschwert in seiner Rechten.

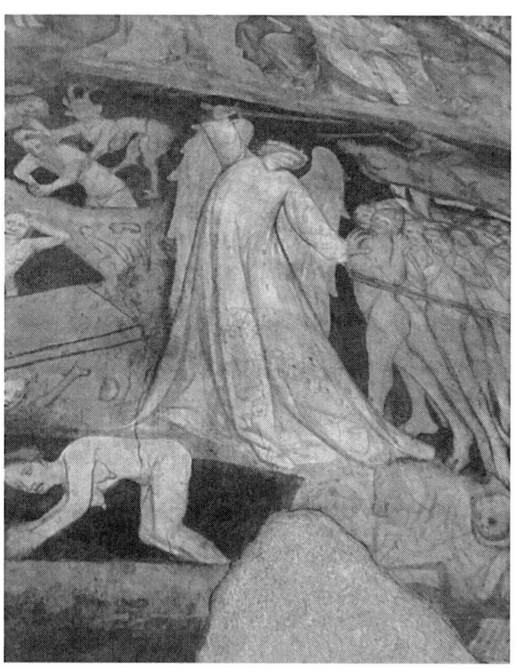

Westwand der Heilig-Geist-Spitalkirche, Sterzing, Jüngstes Gericht, Fresken von Meister Hans von Bruneck, 1415

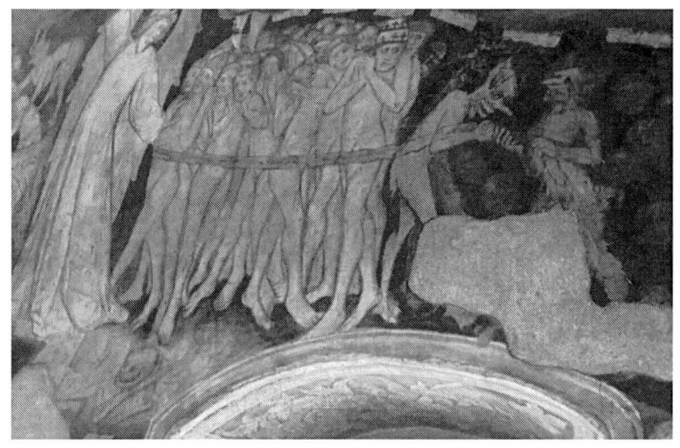

Im Recordare im Mozart-Requiem wird Jesus als Richter angesprochen und darum gebeten, Güte walten zu lassen, damit der Sünder nicht ewig im Feuer brenne:

> *»Inter oves locum praesta. Et ab hoedis me seqestra statuens in parte dextra.«*
> *(Unter den Schafen weise mir einen Platz zu und trenne mich von den Böcken, indem du mich zu deiner Rechten stellst. Eigene Übersetzung.)*

Im Requiemtext wird die Täter- und Tatschuld angesprochen, die wir nach dieser Überlieferung alle in uns tragen und für die sich Jesus geopfert hat:

> *»Recordare: Jesu pie quot sum causa tuae viae.«*
> *(Gedenke, o du treuer Jesus, dass ich der Grund für deinen Weg bin. Eigene Übersetzung.)*

Im Offertorium wird darum gebeten, die Seelen aller Gläubigen, die gestorben sind, zu befreien, auf dass sie nicht von der Unterwelt verschlungen werden oder ins Dunkel fallen – »sed signifer sanctus Michael repraesentet eas in lucem sanctam« –, sondern der Bannerträger, der heilige Michael, geleite sie ins heilige Licht. Nach diesen Vorstellungen hat sich Jesus freiwillig selbst geopfert für unsere Sünden, um die Seelen der gestorbenen Schuldigen vor der ewigen Verdammnis zu retten und sie Schonung erfahren zu lassen.

Eine Gleichsetzung des Opfers Jesu mit den Opfern von Straftaten und damit eine Überhöhung und Heroisierung der Betroffenen ist zwar in letzter Zeit nicht selten anzutreffen, sie ist aber völlig unsinnig, da sie ihr schweres Los nicht freiwillig gewählt und es auch nicht angenommen haben. Die Kirche als Täterorganisation oder als Komplizin, als Vertuscherin im Missbrauchsskandal oder als Profiteurin der Repression von Heimkindern in den Nachkriegsjahren der Bundesrepublik kann deshalb nicht im Gewand der Opfer daherkommen und schon gar nicht sich als Richterin aufspielen.

Anerkennungsleistungen, Entschädigungen und Hilfen zur Teilhabe sind keine Werke der Barmherzigkeit, denn es macht einen Unterschied, ob der barmherzige Samariter das Opfer eines Überfalls tröstet oder pflegt oder der Täter bzw. die Täterorganisation selbst Trost und Pflege spenden möchte. Pater Klaus Mertes schreibt in seinem lesenswerten Essayband »Den Kreislauf des Scheiterns durchbrechen« (2021a, S. 30) dazu:

> *»Natürlich muss hier differenziert werden: Der Arme, also z. B. der Mensch, der ohnmächtig am Wegesrand liegt, spricht zu dem Samariter, obwohl er ohnmächtig ist (vgl. Lk 10,33) und nicht sprechen kann. Aus seiner Not spricht der auferstandene Christus.«*

Diese christologische Identifikation wird aber zum Problem beim Umgang der Kirchen mit Betroffenen, da sie sich dann in Identifikation mit Christus an die Seite der Betroffenen stellen und damit die Täterschaft in ihrer Organisation leugnen:

> *»Es kommt hinzu, dass der Kirche im Verhältnis zu Betroffenen gewohnte Rollen versagt sind. Es ist ein Unterschied, ob sich der Samariter dem Geschlagenen am Wegesrande zuwendet, wenn er von anderen Personen ausgeplündert wurde, oder ob man ihn oder sie selbst ausgeplündert hat. Im letzteren Fall stimmen Mitleidsprache, Mitleid mit den Opfern, ›Sorge um die Opfer‹, wie es oft in offiziellen kirchlichen Verlautbarungen heißt, sowie die Helferposition nicht mehr« (Mertes 2021b, S. 4).*

Und was die Gleichsetzung der Betroffenen mit dem Gekreuzigten betrifft:

> *»Die Opfer sind nicht gekreuzigt, wie Jesus gekreuzigt wurde, der sich am Abend vor seinem Leiden aus freiem Willen dem Leiden unterwarf, wie es im zweiten Gebet der Eucharistiefeier heißt. Die Betroffenen wurden gänzlich unfreiwillig zu Opfern, einen Sinn macht ihr Leiden auch nicht im Unterschied zum Leiden Jesu, der zu seinem Weg nach Jerusalem ja sagte und dessen Hinrichtung am Kreuz die Kirche aus der Rückschau deswegen mit einer Sinnaussage verbinden kann, die sogar die Grundlage ihres Bekenntnisses ist. Die Predigt der Kirche muss in der Situation der Missbrauchsaufarbeitung gerade diese Unterscheidung wahren. Keines der Opfer sexualisierter Gewalt hat das Leiden frei gewählt, kein Opfer sexualisierter Gewalt trägt Schuld oder Mitschuld an den Taten« (Mertes 2021b, S. 34).*

Häufig suggerieren allerdings die Täter Mitschuld oder Einwilligung der Opfer, und noch heute werden in Strafverfahren von Vergewaltigung betroffenen Frauen Vorwürfe der Tatbegünstigung durch aufreizende Kleidung, alkoholisierten Zustand etc. gemacht. Vielleicht mag die Frage einer mehr oder weniger freiwilligen Entscheidung von Opfern am ehesten noch für die verführten Opfer unter den begeistert in die Weltkriege ziehenden Jugendlichen und jungen Erwachsenen gelten.

Die wie selbstverständliche Vereinnahmung der Opferperspektive durch das Establishment der Kirche oder des Staates schließt die realen Opfer als Erfahrungsexpertinnen und Erfahrungsexperten in Bezug auf Anerkennungsleistungen aus. Wenn auf staatlicher Ebene oder in der Kirche über Betroffene geredet wird, ohne diese an den Prozessen zu beteiligen, findet Exklusion und damit häufig Stigmatisierung und erneute Verwundung statt. Die Betroffenen werden in eine Situation gebracht, wo sie bittend und mit langen Formularen sich rechtfertigend vor einen imaginierten Richter treten. Sie erhalten keine Auskunft über Verfahrensstände, erhalten nach langer Wartezeit Nachfragen und Bitten, weitere Belege zu liefern, und werden insgesamt eher als Objekte denn als Rechtssubjekte behandelt. Betroffene sind Teil der Gesellschaft und Teil der Kirchen, sie sind unter uns und haben nicht wie die verurteilten Täterinnen und Täter für eine gewisse Zeit Teilhaberechte am gesellschaftlichen Leben verwirkt.

Es ist enttäuschend, wenn den Kirchen zum Thema Missbrauch nicht mehr einfällt als Lukas 17,2:

»Es wäre ihm besser, dass man einen Mühlstein an seinen Hals hängte und würfe ihn ins Meer, denn dass er dieser Kleinen einen ärgert« (Lutherübersetzung). Oder modern: »Der einem von diesen Kleinen, die an mich glauben, Ärgernis gibt, für den wäre es besser, wenn ihm ein Mühlstein um den Hals gehängt und er in der Tiefe des Meeres versenkt würde.«

Das Scheitern der Betroffenenbeteiligung im Erzbistum Köln oder bei der evangelischen Kirche stellt die Frage nach dem Dazugehören der Betroffenen zu uns allen. Vielleicht der Staat, aber nicht die Organisationen, in denen es reihenweise zu Missbrauchsfällen gekommen ist, können beanspruchen, ein Tribunal zu veranstalten, und sich auf eine Seite stellen, die quasi unabhängig über Opfern und Tätern steht. Hier hilft weder die extreme Dämonisierung der Täter, ihre plakative Verurteilung als fürchterliche Täterpersonen, noch eine christologisch motivierte Überhöhung der Opfer.

Das Ganze ist vielfach unter unseren Augen und Ohren geschehen, und wir können uns nicht durch symbolische Tribunale unserer Verantwortung als Zuschauer und Zeugen entziehen. In vielen Fällen haben Personen im Umfeld lange geahnt, dass hier etwas nicht stimmte, es gab Gerüchte, die nicht aufgegriffen wurden, und manchmal fiel dann im Nachhinein das eigene Mitwissertum mit großer Scham wie Schuppen von den Augen. Als z. B. ein Krankenpfleger, der eine Unzahl von Patienten im Krankenhaus umgebracht hatte, verurteilt wurde, wurde deutlich, dass er an seinem Arbeitsplatz schon den Spitznamen »Todeshögel« hatte. In der Klinikhierarchie, aber auch von den Kolleginnen und Kollegen war lange Zeit nichts unternommen worden. Wechsel sind eher unterstützt worden und Nachfolgeeinrichtungen wurden nicht gewarnt. Dieses Nicht-sehen-Wollen, Nicht-hören-Wollen, dieses fast schon programmatische Wegsehen charakterisiert leider bis heute, trotz aller Rede von Schutzkonzepten, den Umgang mit einem Verdacht auf Übergriffe und sexualisierte Gewalt.

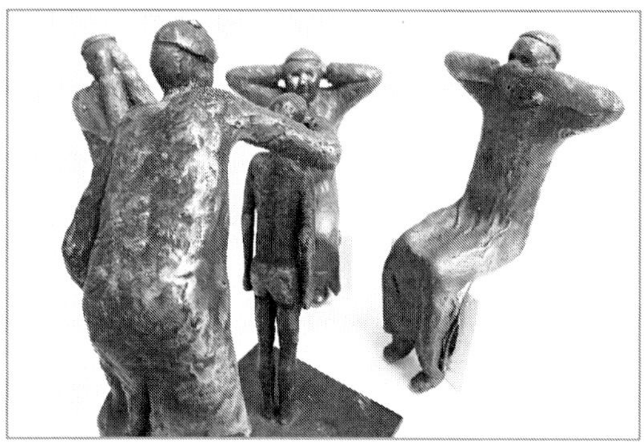

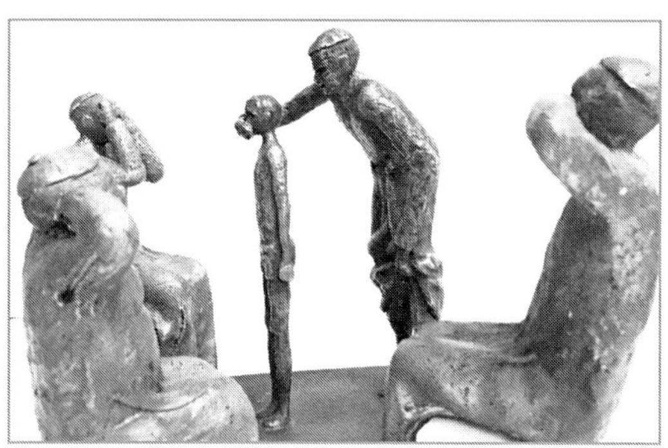

Anna Sacher Santana: »Nichts sehen, nichts hören, nicht darüber sprechen – Sexueller Missbrauch in der katholischen Kirche«, Bronze 2010

Es ist eine Frage der Haltung, ob wir primär den Ruf der Institution schützen wollen oder die Personen, die den Institutionen anvertraut wurden oder sich den Institutionen anvertraut haben. Natürlich gebührt auch den Tätern Menschlichkeit, Barmherzigkeit und die Unterstützung dabei, eine Perspektive zu entwickeln, wie sie ihr Leben führen können, ohne weiteren Schaden anzurichten. Die Kirche der Sünder hat hier eine lange Tradition, Täterinnen und Täter aufzunehmen. Die sündige Kirche, die Institution, welche Täterinnen und Täter deckt und organisatorisch den Rahmen bereitet, dass Missbrauch möglich ist und fortdauert, hat oft aber keinen Zugang zu den Betroffenen. Hier helfen auch die schrillen Töne der Verurteilung der Täter nicht, denn es gelingt nicht, dadurch von der Mitschuld derer, die es hätten besser wissen können, abzulenken. Opfern auch z. B. in kirchenrechtlichen Verfahren der katholischen Kirche eine Subjektstellung zu geben, wäre ein mutiger und wichtiger Schritt. Teilhabe zu fördern, rechtliches Gehör zu gewähren, in zeitlich angemessenen Abläufen transparente Verfahren zu führen, das wären wichtige Konsequenzen aus den Missbrauchsskandalen in den Institutionen.

Im katholischen kirchenrechtlichen Verfahren, welches 2021 gerade in Bezug auf sexualisierte Gewalt reformiert wurde und nun auch neuzeitliche Entwicklungen wie Besitz oder Verbreitung sogenannter Kinderpornografie aufgreift, kommen die Betroffenen immer noch nicht vor. Sie können an den Verfahren nicht teilnehmen, haben keine Auskunftsrechte zum Verfahrensstand. Letztendlich wird nach wie vor die Frage geklärt, ob ein Priester gegen das sechste Gebot verstoßen hat, vor dem Hintergrund einer Sexualmoral, welche jegliche Sexualität, die nicht reproduktiven Zwecken dient und innerhalb der Ehebeziehung stattfindet, als Sünde brandmarkt.

Die zentralen ethischen Prinzipien, die uns heute im Umgang mit Sexualität in den westeuropäischen Gesellschaften leiten, werden hier negiert. Nach heutiger Vorstellung sind nicht bestimmte Handlungen oder Praktiken oder die Wahl eines gleichgeschlechtlichen Partners Sünden bzw. Straftaten, wie es noch im Sexualstrafrecht bis zur Mitte des letzten Jahrhunderts angesehen wurde, sondern die sexuelle Selbstbestimmung und sexuelle Handlungen finden ihre Legitimation, aber auch ihre Grenze an der Einwilligung des Sexualpartners oder der Sexualpartnerin. »Informed Consent«, also wissentliche Zustimmung, ist das zentrale ethische Paradigma verantwortungsvoller und verantwortbarer gelebter Sexualbeziehung. Kinder können a priori keine informierte Zustimmung zu sexuellen Handlungen geben. Ihnen ist die Tragweite solcher Handlungen nicht klar. Häufig erfahren sie erst in ihrer Entwicklung, z. B. in der Pubertät, was die Taten, die Teil ihrer Normalität des Aufwachsens waren, tatsächlich gesellschaftlich bedeuten. Selbst wenn Kinder von den Tätern vor Pseudoalternativen gestellt werden und sie scheinbar zu der einen oder der anderen Handlung Ja sagen oder wenn sie Vergünstigungen annehmen, haben sie nicht frei entscheiden können. Die Verantwortung bei solchen sexuellen Handlungen liegt immer beim Erwachsenen.

Insofern ist auch der Präventionsansatz, in dem versucht wird, »Kinder stark zu machen«, deutlich überbewertet, da Kinder in solchen Situationen eher ohnmächtig ausgeliefert sind. Verschiedene Untersuchungen haben gezeigt, dass ein Transfer ins alltägliche Leben nach Präventionstheaterstücken oder selbst nach intensivem Üben von »Neinsagen« in Rollenspielen bei Kindern und jungen Menschen mit geistiger Behinderung häufig nicht gelingt. Die manipulativen Möglichkeiten der Täter sind riesig, und Kinder und Abhängige sind häufig überfordert, hier Widerstand zu leisten. Kinder und Jugendliche sind neugierig, gerade auch in Bezug auf Sexualität. Dies macht sie zusätzlich verletzbar, indem sie sich durch »Onlinegrooming-Versuche« getarnt agierender erwachsener Täter zunächst geschmeichelt und beachtet fühlen. Oft wissen sie, dass sie etwas Unerlaubtes tun und dass ihre Eltern sie davor gewarnt haben. Häufig ist es für sie auch deshalb schwierig, mit Eltern das Gespräch zu suchen, wenn sie sich in eine Situation hineinmanövriert haben, aus der sie nicht mehr ohne Belastung herauskommen. Für Eltern ist es deshalb wichtig, ihren Kindern Informationen für den Umgang mit Sexualität im Internet zu geben. Noch wichtiger aber ist es, zu vermitteln, dass Kinder, egal was passiert, mit allem zu ihren Eltern kommen können und dass man sich bemühen wird, einen Weg zu finden.

Leider ist es auch zunehmend normal in der Entwicklung von Jugendlichen, dass bei ersten Freundschaften und sexuellen Kontakten Nacktfotos, Videos etc. gemacht werden. Häufig erfüllen die in einer ersten Verliebtheit hergestellten Bild- oder Videodateien, die als Vertrauensbeweis erlebt werden, den Tatbestand sogenannter Kinderpornografie. Nicht selten werden solche Dateien bei einem Bruch der Beziehung, der in dieser Altersgruppe häufig ist, in der Enttäuschung und Kränkung als Waffe eingesetzt, und die betroffenen Jugendlichen werden dadurch z. B. vor der ganzen

Klasse oder noch sehr viel größeren Communitys im Internet bloßgestellt. Wir sehen in den letzten Jahren zunehmend an sich psychisch stabile Jugendliche, die ohne wesentliche Belastungen aufgewachsen sind, in suizidalen Krisen nach solchen massiv beschämenden Bloßstellungen pornografischer Inhalte. Und sogar Videos von sexualisierter Gewalt an Kindern werden unter Kindern und Jugendlichen in den Handys gespeichert und geteilt.

Bei all dem geht es darum, ethische Verantwortung und Haltung deutlich zu machen. Auch Erwachsene, die sogenannte Kinderpornografie besitzen oder teilen, haben sich nicht Gewaltdarstellungen zur an sich harmlosen schnellen sexuellen Befriedigung gekauft, sondern sie haben Aufzeichnungen tatsächlicher Gewalttaten gegen Kinder zu ihrer Befriedigung benutzt und sie tragen dazu bei, dass der Markt für die Verbreitung solcher Dateien und das organisierte Verbrechen in diesem Bereich weiter wachsen.

Wir müssen uns den komplexen Fragen der Sexualität stellen und auch Täterinnen und Täter dabei unterstützen, möglichst deliktfrei zu leben. Wir müssen Bystander, also Zeugen und Zuschauer, erreichen, dass sie nicht durch Wegschauen Taten geschehen lassen. Viele betroffene Kinder sind von den Personen, die es wussten, fast genauso enttäuscht wie von den Täterinnen und Tätern, weil sie eben nicht geschützt wurden und weil sie oft von Täterinnen und Tätern auch die erhoffte Zuwendung und Beachtung bekommen haben. Respekt für Betroffene, Förderung ihrer Teilhabe, nicht die demonstrative Verurteilung von Tätern und Taten ist unsere Herausforderung im Umgang mit sexualisierter Gewalt.

Am Rande des Kongresses »Towards healing and renewal«, der im Februar 2012 an der päpstlichen Universität Gregoriana in Rom stattfand, hat mich ein Gottesdienst stark irritiert:

> *»Aus meiner Sicht inadäquate Bildmetaphern, mit einer Diaprojektion von Atombombenbildern und anderen Katastrophen, sollten das Elend der Menschen nach dem Sündenfall beschreiben und sexuellen Missbrauch als eine von vielen Katastrophen erscheinen lassen. Den Betroffenen wurde in diesem Gottesdienst eine Rolle zugewiesen, die für mein Empfinden viel zu früh auf Versöhnung hinzielte. An diesem Abend bekam ich in Rom den Eindruck, Missbrauch ist etwas, mit dem die Kirche eigentlich nichts zu tun hat, es hat nichts mit ihren Glaubensgründen zu tun. Ein innerer Kompass fehlte, der nicht von außen eingekauft werden kann, sondern aus geistlichem Diskurs entstehen muss« (Fegert 2019a, S. 199 ff.).*

Dämonisierung der Täter, aber auch Heroisierung und Instrumentalisierung von Betroffenen liegen oft nahe beieinan der und sind nicht zielführend.

Weder Heroisierung der Betroffenen oder Identifikation mit den Opfern, sondern fachlicher und gesellschaftlicher Einsatz im Hier und Jetzt sollte uns meines Erachtens anspornen. Die biblische Gerichtsmetapher fordert zu solchen Werken der Barmherzigkeit auf (Mt 25, 31–46):

> *»Ich war hungrig und ihr habt mir zu Essen gegeben und ich war durstig, und ihr habt mir zu trinken gegeben, ich war fremd und ihr habt mich aufgenommen, ich war*

> *nackt, und ihr habt mich bekleidet, ich war krank und ihr habt euch meiner angenommen, ich war im Gefängnis und ihr seid zu mir gekommen.«*

In der Schlussfolgerung, dass alles, was solchen Bedürftigen getan wird, Jesu getan wird, mag für gläubige Christen eine Motivation für Anstrengungen im Bereich Hilfe, Beratung und Unterstützung liegen. Pater Klaus Mertes formuliert eine dahinterliegende weitergehende mystische Interpretation (2021a, S. 30):

> *»Die Identifikation Christi mit den Armen ist keineswegs nur als Metapher zu verstehen, die einen moralischen Appell unterstreichen soll. In der Begegnung mit den Armen, so die mystische Interpretation, geht es auch um Begegnung mit dem auferstandenen Christus. Das Gleichnis eröffnet eine christologische Perspektive für die Kirche in die Gegenwart hinein. Die Kirche gibt den Armen nicht bloß, sondern sie empfängt von ihnen. In den Armen kommt der Auferstandene auf die Menschen zu. Er hat ihnen in dieser Begegnung etwas zu sagen.«*

In der Begegnung mit Betroffenen, in ihrem Einbezug als Erfahrungsexpertinnen und -experten, liegt für uns also eine wichtige Chance im Umgang mit der leider immer noch allgegenwärtigen sexualisierten Gewalt gegen Kinder in Familien, in Institutionen und auch immer mehr in digitalen Netzwerken.

Bei der ersten Expertentagung im Vatikan 2003 (Hanson et al. 2004), nachdem die Diözese Boston ökonomisch ruiniert war wegen Entschädigungszahlungen an Missbrauchsbetroffene in dem durch den Film »Spotlight« bekannt gewordenen Skandal, war ich der einzige eingeladene Experte, der über die Folgen für die betroffenen Kinder und Jugendlichen sprechen sollte. Alle anderen Wissenschaftlerinnen und Wissenschaftler waren Experten für den Umgang mit Tätern, von der forensischen Diagnostik über Therapie bis hin zur hormonellen Kastration. Von den Täterinnen und Tätern geht ein Faszinosum aus, gerade weil sie oft gesellschaftlich respektiert sind und den Verantwortungsträgern in den Institutionen sehr viel näher als die Betroffenen, welche sich mit dem Leben schwertun und deren Leistung, trotz alledem zu überleben, jeden Tag neu weiterzumachen, zu wenig gewürdigt wird.

In meinem damaligen Beitrag habe ich abschließend Forderungen an die katholische Kirche formuliert. Vieles ist auch heute, fast zwanzig Jahre später, immer noch gültig. Damals hatte ich unter der Überschrift »Wie Kirche und Missbrauchstäter innerhalb der Kirche sich gegenüber Betroffenen verhalten sollten« herausgestrichen, dass sie ihre Verantwortung anerkennen und dieser gerecht werden sollten. Weder Einzelne noch die Kirche sollten versuchen, Betroffene zu diskreditieren (z. B. indem sie Opfer als Initiatoren behandeln oder als Verführer darstellen). Die Kirche sollte Unterstützungsprogramme für den Opferschutz auch in kirchenrechtlichen Verfahren entwickeln, und es sei wichtig, dass gerade kirchliche Abläufe unnötigen Druck und Belastungen für die Betroffenen vermeiden (Fegert 2004, S. 167 f.).

Die Tatsache, dass Betroffene immer wieder ihre belastenden Erlebnisse berichten müssen und dadurch erneut belastet werden, hatte ich ebenso erwähnt wie lange Delegationsketten und Dienststellen, die letztendlich im Umgang mit Betroffenen uninformiert sind. Nachdrücklich appellierte ich, dass die Kirche es vermeiden sollte, noch weitere Verfahren den ohnehin schon komplexen weltlichen Verfahrensabläufen hinzuzufügen. Und ich mahnte, dass geführte Gespräche detailliert dokumentiert werden müssen, um gegebenenfalls nach einer Schweigepflichtentbindung auch im weltlichen Verfahren als überprüfbare Aussage zur Verfügung zu stehen, selbst wenn eine Strafanzeige zum Zeitpunkt solcher Gespräche nicht im Raum steht. Ich betonte, dass auch die Familien der Betroffenen von der Kirche Unterstützungsangebote bekommen sollten. Dabei wies ich auf Befunde hin, dass psychische Belastungen in der Familie, etwa depressive Reaktionen z. B. bei den Müttern, Prädiktoren für ein schlechtes Zurechtkommen der betroffenen Kinder nach sexueller Traumatisierung sind (Fegert 2004, S. 167 f.).

Auch wenn heute, zwanzig Jahre später, immer noch eher widerwillig und mit immer neuen Komplikationen Betroffene an der Aufarbeitung beteiligt werden, werden sie selten in die relevanten Entscheidungspositionen gebracht. Sie bleiben als Betroffene in einer gewissen Weise stigmatisiert und stellen eben nicht ganz normale Gemeindemitglieder dar, einen ganz normalen Teil der Gesellschaft, einen ganz normalen Teil von Kommissionen und Entscheidungsgremien, sondern sie sind die Betroffenen, die Opfer. Dies reduziert diese Personen auf einen Aspekt, und dies bleibt letztendlich eine Stigmatisierung, die auch zur Selbststigmatisierung führen kann. Auch unter Betroffenen wird die Berechtigung für bestimmte Mandate angezweifelt. Wer darf für »die Betroffenen« sprechen? Sind es Organisationen von Betroffenen, die sich gebildet haben, sind es einzelne Betroffene, die sich besonders gut artikulieren und exponieren können, oder sind es die namenlosen Millionen von Kindern und Jugendlichen, die in Europa alltägliche Gewalt, auch sexualisierte Gewalt, erlebt haben? Uns sollte klar sein, dass Betroffene immer schon da sind, wenn wir über sie sprechen.

Die Häufigkeiten, die hier aus aktuellen Studien dargestellt werden, machen deutlich, dass Täter und Betroffene unter uns sind. Damit sind wir alle in unterschiedlichen Kontexten mehr oder weniger zu Zuschauenden und Zeugen geworden, die manchmal ihre Chance zur Hilfe genutzt haben, oft aber auch daran gescheitert sind, rechtzeitig ein offenes Ohr zu haben und Unterstützung zu bieten.

In diesem Sinne kann Missbrauch nicht aufgearbeitet werden, kann das Kapitel nicht geschlossen werden. An der Herausforderung des Umgangs mit sexualisierter Gewalt in unserer Gesellschaft und insbesondere des Umgangs mit den Betroffenen und ihrer Teilhabe in allen Bereichen lässt sich bemessen, ob tatbegünstigende Haltungen, die letztendlich die Täter, die Institutionen schützen, sich allmählich zu einer Haltung des Ernstnehmens und Annehmens wandeln. Dies lässt sich leichter in Haltungen leben, als es sich in rechtliche Verfahren und Antragsabläufe bringen lässt. Eine solche Haltung könnte aber dabei helfen, entsprechende Verfahren adäquater zu gestalten und dabei die Subjektstellung der Opferzeuginnen und Opferzeugen und antragstellenden Personen stärker in den Blick zu nehmen.

Eine himmlische Gerechtigkeit, die mit dem Gericht und dem Urteil auch gleichzeitig Barmherzigkeit zeigt, wird uns auf Erden kaum gelingen. Nicht nur für die Betroffenen, sondern auch für uns und die Verfahren wäre es aber gut, wenn gerade die Kirchen exemplarisch sich stärker auf den Aspekt der Barmherzigkeit – wir würden sagen: der Opferempathie – in Bezug auf solche Verfahren konzentrieren würden statt auf formaljuristische Korrektheit und Gründlichkeit (Fegert 2004).

Egal, ob gläubig oder nicht, liegt unsere Lebensleistung darin – trotz allem (»Despite Trauma«) – jeden Tag erneut Sinn zu finden und ein gutes Leben zu führen. Ob es gut war, zeigt sich am Ende. Ungeschehenmachen, z. B. durch symbolische Akte der Tilgung ungeliebter Erinnerungen oder durch Tribunalisierung und eilfertige Verdammung der Täter, lässt die Konflikte nicht verschwinden.

Literatur

Adorno, T. W. (1973): Ästhetische Theorie. Suhrkamp, Frankfurt a. M.

Adorno, T. W. (1977): Gesammelte Schriften, Bd. 10: Kulturkritik und Gesellschaft. 1. Prismen. Suhrkamp, Frankfurt a. M.

Alber, J. (1982): Vom Armenhaus zum Wohlfahrtsstaat. Analysen zur Entwicklung der Sozialversicherung in Westeuropa. Campus, Frankfurt a. M.

Allroggen, M., Rau, T., Ohlert, J., Fegert, J. M. (2017): Lifetime prevalence and incidence of sexual victimization of adolescence in institutional care. Child Abuse and Neglect, 66, 23–30.

Busse, D., Steller, M. & Volbert, R. (2000): Sexueller Mißbrauchsverdacht in familiengerichtlichen Verfahren. Forschungsbericht. Praxis der Rechtspsychologie, 10/2, Sonderheft.

Canetti, E. (1980): Masse und Macht. Fischer, Frankfurt a. M.

Clemens, V., Decker, O., Plener, P. L., Brähler, E. & Fegert, J. M. (2019): Autoritarismus wird salonfähig in Deutschland: Ein Risikofaktor für körperliche Gewalt gegen Kinder? Zeitschrift für Kinder- und Jugendpsychiatrie und Psychotherapie, 47/5, 453–465.

Clemens, V., Decker, O., Plener, P. L., Witt, A., Sachser, C., Brähler, E. & Fegert, J. M. (2020 a): Authoritarianism and the transgenerational transmission of corporal punishment. Child Abuse & Neglect, 106, 1–11.

Clemens, V., Sachser, C., Weilemann, M. & Fegert, J. M. (2020 b): 20 Jahre gewaltfreie Erziehung im BGB. Hg. Klinik für Kinder- und Jugendpsychiatrie/Psychotherapie Universitätsklinikum Ulm. https://www.unicef.de/blob/230566/314ffe70bc27976f06b46014339c2f0e/download-studie-gewalt-data.pdf (10.03.2022).

Deutsche Bischofskonferenz (2019): Rahmenordnung Prävention. https://www.dbk.de/fileadmin/redaktion/diverse_downloads/dossiers_2019/2019-207b-Rahmenordnung-Praevention.pdf (10.03.2022).

Eissler, K. (1963): Die Ermordung von wie vielen seiner Kinder muss ein Mensch symptomfrei ertragen können, um eine normale Konstitution zu haben. Psyche, 17/5, 241–291.

Fegert, J. M. (1993): Sexuell mißbrauchte Kinder und das Recht. Ein Handbuch zu Fragen der Kinder- und Jugendpsychiatrischen und psychologischen Untersuchung und Begutachtung. Volksblatt Verlag, Köln.

Fegert, J. M. (2004): Consequences of sexual abuse of children and adolescents by priests and other persona in clerical functions. In: Hanson, K., Pfäfflin, F. & Lütz, M. (Hg.): Sexual abuse in the Catholic Church: Scientific and legal perspectives. Libreria Editrice Vaticana, Vatican City, Rom, S. 161–172.

Fegert, J. M. (2018): Kommentar – Der tägliche Missbrauch ist der Skandal. Deutsches Ärzteblatt, 115/23, 1116–1116.

Fegert, J. M. (2019 a): Empathie statt Klerikalismus: Chancen und Grenzen externer Unterstützung bei der Auseinandersetzung mit sexuellem Missbrauch. Stimmen der Zeit – Die Zeitschrift für christliche Kultur, 3, 189–204.

Fegert, J. M. (2019 b): 30 Jahre Kinderrechtskonvention der Vereinten Nationen. Zeitschrift der Kinder- und Jugendpsychiatrie und Psychotherapie, 47/3, 189–192.

Fegert, J. M. (2019 c): Falsche Freunde im Kinderschutz. Zeitschrift für Kinder- und Jugendpsychiatrie und Psychotherapie, 47/5, 469–474.

Fegert, J. M. (2004): Wie Kirche und Missbrauchstäter innerhalb der Kirche sich gegenüber Betroffenen verhalten sollten. In: Hanson, K., Pfäfflin, F. & Lütz, M.: Sexual abuse in the Catholic Church: Scientific and legal perspectives. Libreria Editrice Vaticana, Vatican City, Rom, S. 167 ff.

Fegert, J. M. (2020): Thesenpapier Kinderschutz. https://www.uniklinik-ulm.de/fileadmin/default/Kliniken/Kinder-Jugend

psychiatrie/Downloads/Thesenpapier_Kinderschutz_s Fegert_2020.pdf (10.03.2022).

Fegert, J. M. (2022): Ethos des Einmischens. FAZ, 21.02.2022, S. 6.

Fegert, J. M., Berger, C., Klopfer, U., Lehmkuhl, U. & Lehmkuhl, G. (2001): Umgang mit sexuellem Missbrauch. Institutionelle und individuelle Reaktionen. Forschungsbericht. Votum, Münster.

Fegert, J. M., Rassenhofer, M., Schneider, T., Spröber, N. & Seitz, A. (Hg.) (2013): Sexueller Kindesmissbrauch. Zeugnisse, Botschaften, Konsequenzen. Ergebnisse der Begleitforschung für die Anlaufstelle der Unabhängigen Beauftragten der Bundesregierung zur Aufarbeitung des sexuellen Kindesmissbrauchs, Frau Dr. Christine Bergmann. Beltz Juventa, Weinheim.

Fegert, J. M., Gerke, J. & Rassenhofer, M. (2018): Enormes professionelles Unverständnis gegenüber Traumatisierten. Nervenheilkunde, 7–8, 525–534.

Fegert, J. M., Clemens, V. & v. Hirschhausen, E. (2020): Kinderrechte als Leitschnur für nachhaltige Politik: Eine Verfassungsänderung als Garant guter Entwicklungsperspektiven für die Kinder von heute? Zeitschrift für Kindschaftsrecht und Jugendhilfe, 15/11, 404–408.

Fegert, J. M. & Zollner, H. (2021): Prävention von sexuellem Missbrauch. Eine Daueraufgabe, die Beharrlichkeit und nachhaltige Prozesse braucht. Stimmen der Zeit, 7, 483–497.

Ferenczi, S. (1933): Sprachverwirrungen zwischen den Erwachsenen und dem Kind. In: Schriften zur Psychoanalyse, Bd. 2. Fischer, Frankfurt a. M., 1982, S. 305 ff.

Ferenczi, S. & Freud, S. (2005): Briefwechsel, Bd. III, 1925–1933. Böhlau, Wien.

Frankl, V. E. (2009): Trotzdem Ja zum Leben sagen. Ein Psychologe erlebt das Konzentrationslager. 11. Aufl. Penguin Random House, München.

Freud, S. (1986): Briefe an Wilhelm Fließ 1878–1904. Ungekürzte Ausgabe. Hrsg. von J. M. Masson, deutsche Fassung von M. Schröter. S. Fischer, Frankfurt a. M.

Freud, S. (2014): Gesammelte Werke. Anaconda, Köln.

Galle, M. (2002): Der Erzengel Michael in der deutschen Kunst des 19. Jahrhunderts. Utz, München.

Hand, H. & Jetter, A. (2004): Voller Freude. Liedandachten zu den Sonntagen und Festen des Kirchenjahres und zu besonderen Anlässen. Strube, München.

Hanson, K., Pfäfflin, F. & Lütz, M. (2004): Sexual abuse in the Catholic Church: Scientific and legal perspectives. Libreria Editrice Vaticana, Vatican City, Rom.

Harsch, D., Gerke, J., Jud, A., Rassenhofer, M., Sachers, C., Witt, A. & Fegert, J. M. (2018): Expertise zu Fallzahlen Betroffener sexualisierter Gewalt im Zusammenhang mit der Weiterführung ergänzender Hilfeleistungen für diese Betroffenen (Fonds Sexueller Missbrauch). Unveröffentlichte Expertise.

Hermes-Wladarsch, M. (2021): Krankheit: Krieg. Psychiatrische Deutungen des Ersten Weltkrieges (Dissertation). Klartext, Essen.

Herrmann, U., Müller, R.-D. (Hg.) (2010): Junge Soldaten im Zweiten Weltkrieg. Kriegserfahrungen als Lebenserfahrungen. Juventa, Weinheim u. München.

Hudemann, R. (1988): Sozialpolitik im deutschen Südwesten zwischen Tradition und Neuordnung 1945–1953. Sozialversicherung und Kriegsopferversorgung im Rahmen französischer Besatzungspolitik. Hase & Kohler, Mainz.

Illies, F. (2012): 1913: Der Sommer des Jahrhunderts. Fischer, Frankfurt a. M.

Institute of Medicine, Committee on Prevention of Mental Disorders (1994): Reducing risks for mental disorders: Frontiers for preventive intervention research. Mrazek, P. J., Haggerty, R. J. (Hg.). National Academies Press, Washington (DC).

Janßen, K. (1964): Besprechung des Buchs von Barbara Tuchmann: »August 1914«. Scherz, Bern u. München 1964. In: Die Zeit, Nr. 30.

Kampmann, J. (2019): Die Figur des St. Michael im Ulmer Münster. Eine kritische Annäherung. Unveröffentlichtes Manuskript.

Katsch, M. (2020): Damit es aufhört. Vom befreienden Kampf der Opfer sexueller Gewalt in der Kirche. Nicolai Publishing & Intelligence, Berlin.

Krechel, U. (2014): Landgericht. Btb, München.

Lorey, K. & Fegert, J. M. (2021 a): Polizeilicher Kontakt zu psychisch erkrankten Menschen. Forensische Psychiatrie, Psychologie, Kriminologie [Online]. https://doi.org/10.1007/s11757-021-00670-z.

Lorey, K. & Fegert, J. M. (2021 b): Increasing mental health literacy in law enforcement to improve best practices in policing: Introduction of an empirically derived, modular, differentiated, and end-user driven training design. Front. Psychiatry, 2 August, https://doi.org/10.3389/fpsyt.2021.706587.

Luther, M. (1990): Die Werke Martin Luthers in neuer Auswahl für die Gegenwart. Bd. 5. Die Schriftauslegung. Hg. v. K. Ahland. Vandenhoeck & Ruprecht, Göttingen.

Manhalter, R. (2020): Divergierendes Weltkriegsgedenken. Die Ehrenmale der Gefallenen des Ersten Weltkriegs in Ulm und Neu-Ulm im Vergleich. Studienarbeit. GRIN, München.

Mann, T. (1914): Gedanken im Kriege. Neue Rundschau, 25, 1471–1848.

Marquard, O. (2004): Individuum und Gewaltenteilung. Philosophische Studien. Reclam, Stuttgart.

Marquard, O. (2020): Zukunft braucht Herkunft. Philosophische Essays. Reclam, Ditzingen.

Masson, J. M. (1986): Was hat man dir, du armes Kind, getan? Sigmund Freuds Unterdrückung d. Verführungstheorie. Rowohlt, Reinbek.

Mertes, K. (2021 a): Den Kreislauf des Scheiterns durchbrechen: Damit die Aufarbeitung des Missbrauchs am Ende nicht wieder am Anfang steht. Patmos, Ostfildern.

Mertes, K. (2021 b): Eckig oder rund? Reflexionen zu den Opferdiskursen in der Kirche. Vortrag, Salzburger Hochschulwochen, 4. August 2021.

Mitscherlich, A., Mitscherlich, M. (1967): Die Unfähigkeit zu trauern. Grundlagen kollektiven Verhaltens. Piper, München.

Münzer, A., Fegert, J. M. & Goldbeck, L. (2015): Traumaanamnese und posttraumatische Stresssymptomatik in einer kinder- und jugendpsychiatrischen Inanspruchnahmepopulation. Psychiatrische Praxis, 42/2, 96–101.

Niehaus, S., Volbert, R. & Fegert, J. M. (2017): Entwicklungsgerechte Befragung von Kindern in Strafverfahren. Springer, Berlin.

Nationaler Rat gegen sexuelle Gewalt an Kindern und Jugendlichen (2021): Gemeinsame Verständigung des Nationalen Rates gegen sexuelle Gewalt an Kindern und Jugendlichen. https://www.nationaler-rat.de/downloads/Gemeinsame_Verstaendigung_Nationaler_Rat.pdf (10.03.2022).

Obinger, H. & Grawe, L. (2020): Vom Militär-Invalidenhaus zur modernen Behindertenpolitik. 100 Jahre Kriegsopferversorgung und ihre sozialpolitischen Auswirkungen in Deutschland und Österreich. Zeitschrift für Sozialreform, 66/2, 129–163.

Pironti, P. (2015): Kriegsopfer und Staat. Sozialpolitik für Invaliden, Witwen und Waisen des Ersten Weltkriegs in Deutschland und Italien (1914–1924). Böhlau, Köln u. a.

Pross, C. (1988): Wiedergutmachung. Der Kleinkrieg gegen die Opfer. Hrsg. Hamburger Institut für Sozialforschung. Athenäum, Frankfurt a. M.

Rassenhofer, M., Laßhof, A., Felix, S., Heuft, G., Schepker, R., Keller, F. & Fegert, J. M. (2016): Effektivität der Frühintervention in Traumaambulanzen. Ergebnisse des Modellprojekts zur Evaluation von Ambulanzen nach dem Opferentschädigungsgesetz. Psychotherapeut, 3, 197–207.

Rassenhofer, M., Etzel, A., Gerke, J., Lipke, K., Hoffmann, U. (2021): Broschüre »Sprechen hilft«. https://www.uniklinik-ulm.de/fileadmin/default/Kliniken/Kinder-Jugendpsychiatrie/Dokumente/Briefeprojekt_Broschuere.pdf (10.03.2022).

Rauh, P. (2010): Von Verdun nach Grafeneck – die psychisch kranken Veteranen des 1. Weltkriegs als Opfer der nationalsozialistischen Krankenmordaktion T4. In: B. Quinkert et al. (Hg.): Krieg und Psychiatrie 1914–1950. Wallstein, Göttingen, S. 54–74.

Rudloff, E. (1873): Der Deutsche Michel. Zeitschrift für Deutsche Volkskunde, 743–755.

Sachser, C., Witt, A., Gerke, J., Rassenhofer, M., Harsch, D. & Fegert, J. M. (2018): Expertise zu Fallzahlen Betroffener sexualisierter Gewalt im Zusammenhang mit der Weiterführung ergänzender Hilfeleistungen (Fonds Sexueller Missbrauch) (Teil II), Unveröffentlichte Expertise.

Schmidt, M. G. (2005): Sozialpolitik in Deutschland. Historische Entwicklung und internationaler Vergleich. VS Verlag, Wiesbaden.

Schmid, M., Petermann, F. & Fegert, J. (2013): Developmental trauma disorder: Pros and cons of including formal criteria in the psychiatric diagnostic systems. BMC Psychiatry, 13, 3.

Schubert, D. (2006): Krüppeldarstellungen im Werk von Otto Dix nach 1920: Zynismus oder Sarkasmus. In: Cepl-Kaufmann, G., Krumeich, G., Sommers, U. (Hg.): Krieg und Utopie: Kunst, Literatur und Politik im Rheinland nach dem Ersten Weltkrieg. Klartext, Essen, S. 293–308.

Seeger K. v. (1930): Das Denkmal des Weltkriegs. Stuttgart, Hugo Matthaes Verlagsbuchhandlung.

Sethi, D., Yon, Y., Parekh, N., Anderson, T., Huber, J., Rakovac, I. & Meinck, F. (2018): European status report on preventing child maltreatment. World Health Organisation, Kopenhagen.

Spee, F. (1985): Trutz-Nachtigal. Nachdruck der Ausgabe Köln 1649. Hg. T. G. M. v. Oortschot. Reclam, Stuttgart.

Stadt Ravensburg, ZfP Südwürttemberg, Landschaftsverband Rheinland (2012): Das Denkmal der Grauen Busse. Erinnerungskultur in Bewegung. Verlag Psychiatrie und Geschichte des ZfP Südwürttemberg.

Steller, M. (1989): Recent development in statement analysis. In: J. C. Yuille (Hg.), Credibility assessment. Kluwer, Dordrecht, S. 135–154.
Terr, L. (1991): Childhood traumas: An outline and overview. Am J Psychiatry, 148/1, 10–20.
Toller, E. (1933): Eine Jugend in Deutschland. Querido, Amsterdam. Aufgerufen online: https://www.projekt-gutenberg.org/toller/jugendde/chap004.html (10.03.2022).
Undeutsch, U. (1967): Beurteilung der Glaubhaftigkeit von Aussagen. In: U. Undeutsch (Hg.), Handbuch der Psychologie, Bd. 11: Forensische Psychologie. Hogrefe, Göttingen, S. 26–181.
Van der Kolk, B. A. (2005): Developmental Trauma Disorder: Toward a rational diagnosis for children with complex trauma histories. Psychiatric Annals, 35/5, 401–408.
WHO (2014): European report on preventing child maltreatment. https://www.euro.who.int/__data/assets/pdf_file/0019/217018/European-Report-on-Preventing-Child-Maltreatment.pdf (10.11.2021).
Witt, A., Sachser, C., Plener, P. L., Brähler, E. & Fegert, J. M. (2019): Prävalenz und Folgen belastender Kindheitserlebnisse in der deutschen Bevölkerung, Deutsches Ärzteblatt, 116/38, 635–642.
Wöhrle, C. (2020). Kriegstraumata bei Soldaten: Verhärmte Seelen. Spiegel online, 07.02.2020. https://www.spiegel.de/geschichte/kriegstraumata-bei-soldaten-verhaermte-seelen-a-ff2c304f-c6de-4cb7-8f9c-321cc307e60b?sara_ecid=soci_upd_KsBF0AFjflf0DZCxpPYDCQgO1dEMph (10.03.22).